Monthly Book

JN115754

Medical Rehabilitation

編集企画にあたって………

　摂食嚥下の臨床には現在，多くの職種が取り組み，誤嚥性肺炎の発症を抑え，栄養状態を上げ，食の楽しみを支えることに尽力している．

　摂食嚥下障害へのリハビリテーションは，1960年代の米国で多面的な治療法が用いられたことに始まった．1970年代に入りJohns Hopkins大学の放射線科医Martin Donnerが上気道消化管の上方に注目する撮影を行い，1980年代にJeri Logemannにより系統立った手順で行う嚥下造影の検査法(VFSS)が確立された．彼女の貢献により画像診断を基盤として生理学的，解剖学的な病因の解明に基づき，それに対して意味のある訓練法を用いる意義が明確になっていった．

　日本国内でも，1980年代半ばからリハビリテーション領域で臨床的検討が始まり，1990年代に入って研究会や学会の活動が盛んになり，多くの職種が熱心に参画している．

　そして，現在では機器を用いた様々な検査，評価が行われるようになり，教科書をはじめ多くの専門書が刊行されている．

　この1年は学会，研究会会場へ足を運べる機会がほとんどなく，会場で書籍を見る機会が持てず寂しい限りであるが，インターネットで検索しても多くの書物に出会うことができる．

　さてしかし，多くの書物の中に，本当に困ったときに頼りにできるものは，そうたくさんあるわけではない．そこで今回，摂食嚥下訓練の臨床で「ん～，もう少し何とか頑張りたいのだけど…どうしたものか？」と，困ったときに使っていただけそうな，あるいは，このような技があることを知って臨床を進めると「あっ，あの考え方，あの手技が使えるかもしれない！」と気づかせてくれるような「次の一手」をご紹介する特集とした．

　執筆者は科学的視点で研究を進めながら臨床の技を磨いてこられている臨床家で，それぞれの技の適応や手技について詳細に述べてくださった．日々臨床に奮闘される多くのリハスタッフの皆様に，良い手引きとしてご活用いただければ幸いである．

2021年2月
清水充子

Key Words Index

Writers File

ライターズファイル（50音順）

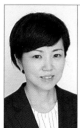

兼岡麻子
（かねおか あさこ）

2000年	国立障害者リハビリテーション学院卒業 埼玉県立小児医療センターほか勤務
2005年	新潟大学医歯学総合病院総合リハビリテーションセンター
2009年	東京大学医学部附属病院リハビリテーション部
2011年	ボストン大学大学院留学
2012年	東京大学大学院修士課程修了
2016年	同大学大学院博士課程修了 博士（PhD in Speech, Language and Hearing Sciences）

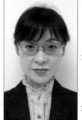

清水充子
（しみず みつこ）

1981年	国立身体障害者リハビリテーション学院言語聴覚学科卒業 埼玉県総合リハビリテーションセンター言語聴覚科
2018年	国立国際医療センターリハビリテーション科研究補助 埼玉医大福祉会カルガモの家リハビリテーション部（兼務）
2020年	広島大学大学院医歯学総合研究科修了，博士（学術）

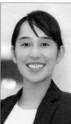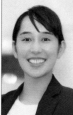

野本亜希子
（のもと あきこ）

2012年	東北大学卒業 東京医科歯科大学歯学部附属病院
2013年	同大学歯学総合研究科高齢者歯科学分野
2017年	浜松市リハビリテーション病院

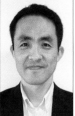

久保高明
（くぼ たかあき）

1993年	宮崎リハビリテーション学院理学療法学科卒業 埼玉県総合リハビリテーションセンター理学療法科
1995年	埼玉県立そうか光生園訓練課
2000年	鹿児島医療技術専門学校理学療法学科
2005年	鹿児島大学大学院修了
2007年	帝京大学福岡医療技術学部理学療法学科，助教
2009年	同，講師
2011年	熊本保健科学大学保健科学部リハビリテーション学科，准教授
2020年	同，教授

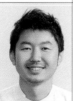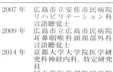

永見慎輔
（ながみ しんすけ）

2007年	広島市立安佐市民病院リハビリテーション科言語聴覚士
2009年	広島市立広島市民病院耳鼻咽喉科頭頸部外科言語聴覚士
2014年	京都大学大学院医学研究科神経内科，特定研究員 同大学医学部附属病院先端医療機器開発臨床研究センター
2017年	川崎医療福祉大学医療技術学部感覚矯正学科，助教
2020年	川崎医療福祉大学リハビリテーション学部言語聴覚療法学科，講師
2021年	兵庫医科大学大学院修了博士（医学）

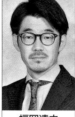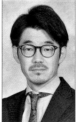

福岡達之
（ふくおか たつゆき）

2002年	兵庫医科大学ささやま医療センターリハビリテーション室
2013年	同大学病院リハビリテーション部
2016年	広島国際大学リハビリテーション学科，准教授
2018年	兵庫医科大学大学院医学研究科修了，博士（医学）

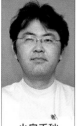

小泉千秋
（こいずみ ちあき）

1994年	国立療養所箱根病院付属リハビリテーション学院理学療法科卒業 神奈川リハビリテーション病院理学療法科

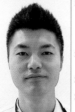

南都智紀
（なんと ともき）

2007年	広島県立保健福祉大学保健福祉学部コミュニケーション障害学科卒業 大道会森之宮病院リハビリテーション部
2013年	県立広島大学大学院総合学術研究科修士課程修了
2015年	兵庫医科大学病院リハビリテーション技術部
2017年	大阪大学大学院歯学研究科博士課程修了

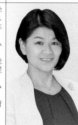

山田律子
（やまだ りつこ）

1990年	千葉大学看護学部卒業
1992年	東京大学大学院医学系研究科修士課程修了，修士（保健学） 札幌市中央保健所，訪問指導員（副代表）
1994年	西円山病院，病棟主任看護師
1996年	北海道医療大学看護福祉学部，助手
1998年	同，講師
2002年	同大学大学院看護福祉学研究科 博士課程修了，博士（看護学）
2004年	同，助教授/准教授，米国ミネソタ大学大学院（老年看護学）Visiting Scholar
2009年	北海道医療大学看護福祉学部・同大学院看護福祉学研究科，教授

嶋津さゆり
（しまづ さゆり）

1987年	尚絅短期大学家政科食物栄養専攻卒業
1992年	熊本リハビリテーション病院栄養管理科，科長
2005年	熊本県立大学環境共生学部，非常勤講師（～現在）
2011年	九州保健福祉大学通信教育部社会福祉学部臨床福祉学科卒業
2019年	老人保健施設サンライズヒル栄養科長（兼務）
2020年	熊本リハビリテーション病院サルコペニア・低栄養研究センター，副センター長（兼務）

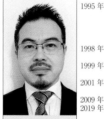

二藤隆春
（にとう たかはる）

1995年	大阪大学医学部卒業 東京大学医学部耳鼻咽喉科入局 竹田綜合病院耳鼻咽喉科
1998年	国立病院東京災害医療センター耳鼻咽喉科
1999年	武蔵野赤十字病院耳鼻咽喉科
2001年	東京大学医学部附属病院，助手
2009年	同，講師
2019年	埼玉医科大学総合医療センター耳鼻咽喉科，准教授

Contents

次の一手！
摂食嚥下障害訓練に困ったときのワザ

編集企画／埼玉県総合リハビリテーションセンター　清水充子

Monthly Book

MEDICAL REHABILITATION No.259/2021.3 目次

編集主幹／宮野佐年　水間正澄

読んでいただきたい文献紹介

　摂食嚥下機能は様々な中枢および抹消神経や筋活動によって成り立っており，引き起こされている症状の背景にその原因となる病態があります．摂食嚥下障害へのリハビリテーションは，その病態に働きかけることにより症状の改善を導くことができる可能性があるわけです．よって，症状に対して短絡的に方法を選ぶのではなく，なぜその症状が引き起こされているのかという原因を知り，その原因に対して効率的に働きかける方法を選ぶ必要があります．まずは，嚥下のメカニズムを知り，様々な症状の背景を知ること，そしてその症状をきちんとつかむための基本的な評価方法を知ることが大切です[1)~3)]．

　そして，症状に対して，的確な方法を選んでリハビリテーションを行うこと，さらに症状の変化に合わせてグレードアップしていくことが，症状の改善を導くことにつながります[4)5)]．

　また，機能に対して直接働きかけるばかりでなく，経過途中で誤嚥をできるだけ起こさず，誤嚥性肺炎に至らせないための手段として姿勢の工夫，口腔ケアの徹底，栄養サポートチーム（NST）の活動などがあります[6)]．

　以上の著作に加え，臨床経験に基づいて著され，日々の臨床に役立つ「嚥下障害ポケットマニュアル第4版」[7)]は，まさにポケットに携えられる一冊です．また，版を重ねた「脳卒中の摂食嚥下障害 第3版」[8)]は脳卒中による摂食嚥下障害への対応を主軸に嚥下のメカニズムや各検査法，呼吸器疾患，老化，倫理の問題についてまで詳述されていて，基礎から中上級までの知識が学べる一冊です．そして，多くの臨床家によって著され，2016年時点で最新の内容が盛り込まれている「摂食嚥下リハビリテーション 第3版」[9)]は，基礎から上級までが学べる重みのある一冊です．

　皆様，それぞれの状況に合わせて参考にしていただければ幸いです．

1) 出江紳一（編集企画）：【特集】摂食嚥下障害リハビリテーション ABC，*MB Med Reha*，212：2017．
2) 【特集】外来における嚥下のみかた，*JOHNS*，35(3)：2019．
3) 日本摂食嚥下リハビリテーション学会医療検討委員会：摂食嚥下障害の評価　2019．
　〔https://www.jsdr.or.jp/wp-content/uploads/file/doc/assessment2019-announce.pdf〕
4) 日本摂食嚥下リハビリテーション学会医療検討委員会：訓練法のまとめ（2014版）．日摂食嚥下リハ会誌，18：55-89，2014．
5) 熊倉勇美ほか：シンポジウム　嚥下訓練の EBM．言語聴覚研究，7：14-43，2010．
6) 藤谷順子ほか：シンポジウム　より質の高い摂食・嚥下リハビリテーションを目指して．*Jpn J Rehabili Med*，44：75-96，2007．
7) 聖隷嚥下チームほか：嚥下障害ポケットマニュアル 第4版，医歯薬出版，2018．
8) 藤島一郎ほか：脳卒中の摂食嚥下障害 第3版，医歯薬出版，2017．
9) 才藤栄一ほか（監修）：摂食嚥下リハビリテーション第3版，医歯薬出版，2016．

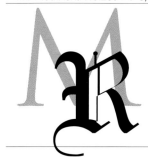

特集／次の一手！摂食嚥下障害訓練に困ったときのワザ

舌筋への次の一手！
：舌筋の筋力低下に対する筋力増強訓練

福岡達之*

　　Abstract　　舌筋の筋萎縮や脂肪組織の沈着により，高齢者やサルコペニアの患者では舌の筋力が低下する．舌の筋力低下は，食塊の送り込みに必要な駆出力を低下させ，食物の残留や誤嚥の原因となる．舌の筋力は最大舌圧を指標とすることが多く，嚥下障害との関連が数多く報告されている．最大舌圧は加齢に伴い低下するが，嚥下時の舌圧（舌-口蓋接触圧）は若年者と高齢者で差がないといわれている．最大舌圧と嚥下時の舌圧の差は機能的な予備能力（functional reserve）として考えられており，高齢者や老嚥では機能的な予備能力を維持，増大させることが重要である．
　　舌筋の筋力低下に対しては，運動生理学理論に基づいた舌の筋力トレーニングを行うことが推奨される．舌の筋力トレーニングは，舌を随意的に強く挙上する等尺性運動によって行う．トレーニングの運動強度は，過負荷の原理に基づいて最大舌圧の 60〜80％に設定することが多いが，高齢者では導入が難しいケースもあり，低負荷で高頻度のトレーニングを行うなど，実施可能な方法での効果の検証が必要である．

　　Key words　　舌圧（tongue pressure），舌筋力トレーニング（tongue strengthening exercise），ディトレーニング（detraining）

舌筋の機能と加齢性変化

　嚥下過程において，舌は食物の咀嚼と食塊形成，口腔から咽頭への送り込みにかかわる重要な器官である．舌の本体は固有口腔の大部分を占める内舌筋であり，横舌筋，垂直舌筋，上縦舌筋，下縦舌筋から構成されている．これらの内舌筋が収縮を調節することで舌の形状を複雑に変化させている．舌を前後，左右へ移動するなど舌の位置を変化させるのは外舌筋（オトガイ舌筋，舌骨舌筋，茎突舌筋）の作用である．舌筋の前方部は速筋線維（type Ⅱ線維）の割合が多いとされており，強く，速い運動を行うことができる．舌後方部は遅筋線維（type Ⅰ線維）の割合が多く，舌の位置や形状の変化に作用し，咽頭期嚥下において粗大な自動運動を行っている．

　加齢に伴って舌筋の筋量や脂肪量は変化することが報告されている．CT や MRI，超音波検査装置を用いた研究によると，加齢によって舌の厚みや舌の横断面積が減少することが明らかにされている[1]〜[3]．また，舌筋は筋線維の萎縮とともに脂肪組織の沈着が増加するといわれている．Nakao らは，高齢者の舌の脂肪含有率（20％）は若年者の 2 倍であったとし，加齢による舌筋の質的変化を報告している[4]．

舌の筋力低下

　舌筋の筋萎縮や脂肪組織の沈着により，高齢者やサルコペニアの患者では舌の筋力が低下する．舌の筋力低下は，脳血管障害やパーキンソン病などの神経疾患，頭頚部がん患者においても報告されており，その原因は疾患や病態により様々であ

* Tatsuyuki FUKUOKA，〒 739-2695 広島県東広島市黒瀬学園台 555-36　広島国際大学総合リハビリテーション学部リハビリテーション学科言語聴覚療法学専攻，准教授

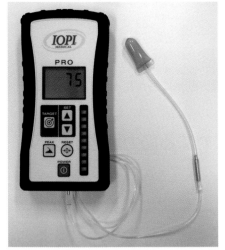

図 1. IOPI® PRO(IOPI MEDICAL LLC)

る．舌の筋力は食塊を口腔から咽頭へ送り込む際の原動力となることから，舌筋の筋量や筋力の低下は，食塊の送り込みに必要な駆出力を低下させ，口腔通過時間の延長や口腔・咽頭残留の原因となる[5]．

舌の筋力は舌圧測定器で測定した最大舌圧が指標になる．最大舌圧は，バルーン型のプローブを口蓋に対し舌で強く押し上げることで測定することができる．海外では，Iowa Oral Performance Instrument(IOPI)(図 1)を用いた舌圧研究が数多く報告されているが，国内ではジェイ・エム・エス社製の舌圧測定器(図 2)が普及しており，IOPIとの相関も報告されている[6]．日本人の年代別，男女別の舌圧平均値も示されており，最大舌圧は若年者では男性が女性より高く，加齢に伴い男女

ともに低下するが，60 代以降では男女差は少なくなる(図 3)[7]．

舌圧に関する他の研究では，認知機能の低下や要介護度が高いと舌圧が低下すること，食事中のむせや食物残留と関連することなどが報告されている[8][9]．最大舌圧と摂取している食形態を調査した研究によると，約 30 kPa 以上でほぼ常食の摂取が可能，約 20 kPa 以下では何らかの嚥下調整食が必要という報告がある[10]．口腔機能低下症の診断項目では，最大舌圧が 30 kPa 未満で低舌圧と判定される[11]．また，サルコペニアの嚥下障害では，嚥下筋の筋力低下を示す指標として舌圧が用いられており，そのカットオフ値は 20 kPa 未満とされている[12]．

最大舌圧は加齢に伴い低下するが，嚥下時の舌圧(舌-口蓋接触圧)は若年者と高齢者で差がないといわれている．Nicosia らは，若年者と高齢者の舌圧について，随意的な舌の押し上げ能力(最大舌圧)と嚥下時の舌圧を口蓋の 3 か所(前方，中央，後方)で比較している．その結果，最大舌圧は若年者と比較し高齢者で低下していたが，水 3 ml，10 ml および半固形食を嚥下したときの舌圧は高齢者と若年者で差がなかったと報告している[13]．最大舌圧と嚥下時の舌圧の差は機能的な予備能力(functional reserve)として考えられており，高齢者や老嚥(presbyphagia)では機能的な予備能力

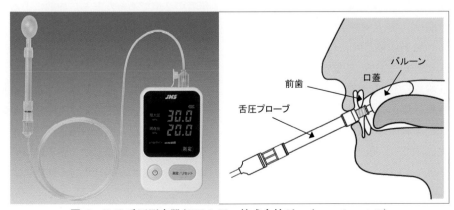

図 2. JMS 舌圧測定器(TPM-02，株式会社ジェイ・エム・エス)

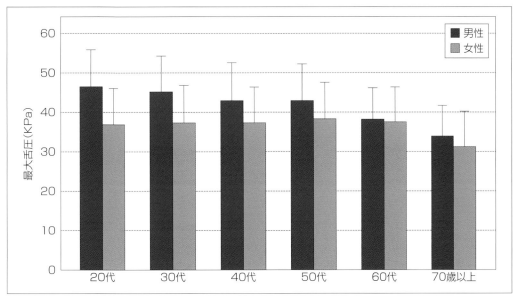

図 3. 年代別・男女別の最大舌圧の平均値

（文献 7 より）

を維持，増大させることが重要である．

舌の筋力トレーニング

舌筋の筋力低下に対しては，運動生理学理論に基づいた舌の筋力トレーニングが推奨されている．四肢筋と同様にトレーニングの三大原理（過負荷の原理，特異性の原理，可逆性の原理）と五大原則（漸進性の原則，全面性の原則，意識性の原則，個別性の原則，継続性の原則）に依拠した筋力トレーニングを実施することが重要である．

1．トレーニング方法

舌の筋力トレーニングは，舌の前方部または後方部を随意的に強く挙上する等尺性運動によって行う．後述する運動強度を対象者ごとに設定し，3 秒間程度の等尺性収縮を 1 セット 10 回，1 日 2〜3 セット行う．舌の前方部および後方部をトレーニングする方法もあるが，前方部の単独トレーニングによって後方部の舌圧も増大することが報告されている．

2．利用できる用具，機器

トレーニング時，舌筋に対して一定の負荷を加える必要があるが，舌圧測定器を用いることで運動強度を容易に数値化することができる．舌を押し上げる運動を舌圧の数値やランプで表示できるため，運動のフィードバックとして有用である．

舌圧測定器に接続するソフトウェアでは，舌圧の数値だけでなく舌圧波形をリアルタイムに表示することも可能である．舌圧子やスプーン，手指を用いて舌に直接抵抗を加えることもできるが，運動強度の定量的な設定は困難である．トレーニング用具としては，対象者の舌の筋力に応じて負荷量を 5 段階で選択できるぺこぱんだ®（ジェイ・エム・エス社製）などが市販されている（**図 4**）．

3．運動強度，頻度

表 1 に舌の筋力トレーニングに関する主な研究プロトコルを示す．トレーニングの運動強度は，過負荷の原理に基づいて最大舌圧の 60〜80％に設定することが多い．漸進性の原則により，運動強度は最大舌圧の増大に応じて漸増する（**表 2**）．四肢筋と同様に舌筋においても高い運動強度でトレーニングを行うと筋力（最大舌圧）は増大するが，一方でトレーニングの実施可能率は低下する．舌圧の運動強度を 1 RM の 60％，80％，100％の 3 群に設定した研究によると，8 週間のトレーニング後，最大舌圧は 1 RM 100％の群で最も増大したが，1 RM 60％および 80％の群と有意差はなく，運動強度が高いほど実施可能率は低下したと報告されている[14]．運動強度については，最大舌圧の 60％以上が必要と考えられるが，高齢者では強い張力を発揮するトレーニングの導入が難し

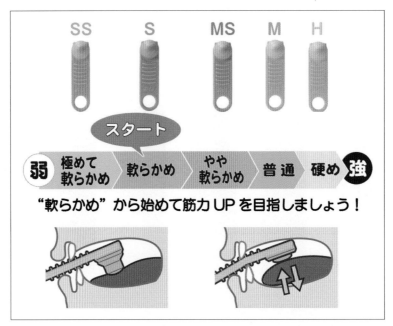

図 4. ぺこぱんだ®(株式会社ジェイ・エム・エス)
極めて軟らかめ(SS):ブルー,軟らかめ(S):ピンク,やや軟らかめ
(MS):バイオレット,普通(M):グリーン,硬め(H):イエロー

表 1. 舌の筋力トレーニングに関する研究

	N	対　象	回数,頻度,期間	運動強度 (%最大舌圧)
Lazarus, et al(2003)	31	健常若年者	50 回,5/w,4w	100%
Robbins, et al(2005)	10	健常高齢者	90 回,3/w,8w	60〜80%
Robbins, et al(2007)	10	脳卒中	30 回,3/w,8w	60〜80%
Clark, et al(2009)	39	健常成人	30 回,7/w,9w	100%
Lazarus, et al(2014)	31	頭頚部がん	50 回,5/w,6w	100%
Steele, et al(2013)	6	頭部外傷	60 回,2/w,11〜12w	20〜90%
Oh, et al(2015)	10	健常成人	30 分,3/w,8w	60〜80%
Park, et al(2015)	15	脳卒中	100 回,5/w,6w	80%
Steele, et al(2016)	11	脳卒中	60 回,2〜3/w,6〜12w	25〜85%
Rogus-Pulia, et al(2016)	34	高齢嚥下障害	30 回,3/w,8w	60〜80%
L. Van den Steen, et al(2018)	16	健常高齢者	120 回,3/w,8w	80%
Yano, et al(2019)	11	健常若年者	90 回,3/w,8w	60〜80%

表 2. 舌の筋力トレーニングにおける運動
強度の設定

Time Point	目標とする舌圧値
1week(開始時)	最大舌圧の 60%
2weeks(開始時)	最大舌圧の 80%
2weeks(終了時)	再測定した最大舌圧の 80%
4weeks(終了時)	再測定した最大舌圧の 80%
6weeks(終了時)	再測定した最大舌圧の 80%
8weeks(終了時)	最大舌圧の測定

いケースもある.高齢者に対しては,低負荷で高頻度のトレーニングを行うなど,実施可能な方法での効果の検証が必要である.

訓練頻度(回数)は研究プロトコルによって異なるが,1 日 30〜60 回,週 2〜3 回,訓練期間は 6〜8 週に設定することが多い.

4.ディトレーニング(detraining)

ディトレーニングとは,トレーニングにより獲

得された解剖学的，生理的およびパフォーマンスの適応が部分的または全体的に損失する現象のことであり[15]，脱トレーニングやトレーニング休止と呼ばれることもある．トレーニングを中断することで，筋量の減少や速筋線維の萎縮，筋の横断面積の減少が生じ，獲得された筋力もディトレーニング期間中に低下がみられる．舌の筋力トレーニングについて，ディトレーニングの影響を検討した研究は少ないが，トレーニング終了後4週間で最大舌圧が低下するといった報告や8週間程度まで維持されるといった報告があり，一定の見解は得られていない．健常若年者を対象とした筆者の研究では，8週間の舌の筋力トレーニングで獲得された最大舌圧は，トレーニング終了後4〜8週間で有意に低下したが，ベースラインと比較すると高い値を維持していた．集中的な筋力トレーニングの後に筋力を維持する有効な方法として減少トレーニングがある．四肢筋における減少トレーニングでは，運動強度を維持してトレーニングを継続した場合，頻度や時間が減少しても筋力は維持されることが報告されている．舌の筋力トレーニングにおける減少トレーニングの効果は明らかにされていないが，舌圧や嚥下機能を維持するための効果的なトレーニング方法についても検討する必要がある．

5．栄養管理

筋力を増強するためには，筋力トレーニングのみでなく，適切な栄養管理が極めて重要である．特にタンパク質の摂取量が少ないと筋合成のためのアミノ酸が不足し，筋萎縮の原因になる．摂取エネルギーが不足する場合にも筋組織の異化が進み，筋萎縮を生じる．また，筋細胞や神経細胞に受容体が存在するとされるビタミンDの産生能力が低下すると，筋線維径の減少につながる．タンパク質やビタミンDの摂取とトレーニングの併用は，トレーニング単独に比べて筋力増強，筋肥大の効果が高いことも報告されている．

高齢期における老嚥やオーラルフレイルにはサルコペニアが関連するため，舌筋など嚥下筋に対しても筋力トレーニングと栄養管理を組み合わせることが大切である．低栄養がある場合には，筋力トレーニングの直後にタンパク質10 g以上，分岐鎖アミノ酸2 g以上を含んだ栄養剤を摂取することが推奨されている[16]．サルコペニア患者に対する栄養管理（摂取エネルギー，≧30 kcal/kg/day，摂取タンパク質，≧1.2 g/kg/day）と運動介入により舌圧および嚥下機能が改善することが報告されており[17]，舌筋の筋力増強においても適切な栄養管理が重要と考えられる．

努力嚥下，前舌保持嚥下

努力嚥下と前舌保持嚥下は間接訓練の中で実施される方法であるが，これらは舌の筋力強化に関連する運動訓練である．

1．努力嚥下

強く嚥下することを意識させて，舌の後下方運動を強化し，嚥下圧の上昇と咽頭残留の減少を目的とする訓練法である．対象者には「舌に力を入れて，上後方へ押しつけながら嚥下する」「のどのすべての筋肉に力を入れて，絞り込むように飲み込む」などの説明を行う．どこに力を入れるのかわかりにくい場合は，「舌を口の中の天井に強く押しつけて飲み込む」のように，舌口蓋接触を意識させると良い．アイスマッサージによる唾液嚥下や食物を用いた摂食訓練にも応用できる．努力嚥下では，通常嚥下時と比較し高い舌圧が生じていることから（**図5**）[18]，咽頭圧の上昇や咽頭残留の減少効果が期待できる．

2．前舌保持嚥下

舌の後退運動，咽頭収縮，咽頭クリアランスが低下した患者に適応があり，舌根部と咽頭壁の接触を強化する目的で実施する．前方に挺出した前舌を上下切歯で軽くはさんだまま空嚥下を行うよう指示する．嚥下時に前舌が後退しないよう意識させることが重要である．6〜8回の運動を1セットとし，1日3セット，6〜12週間行う[19]．負荷量は挺舌する程度によって調節することができる．注意点として，前舌保持嚥下法は，筋力トレーニ

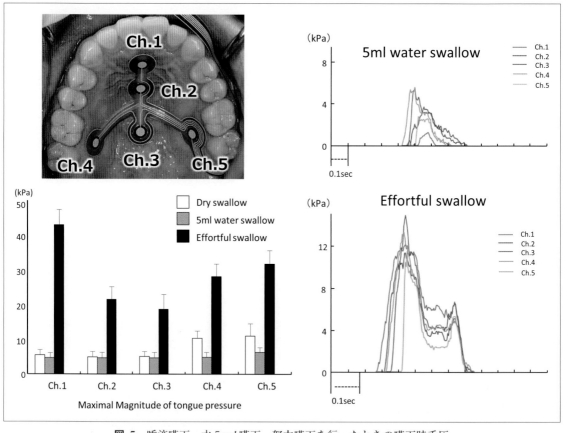

図 5. 唾液嚥下，水 5 m*l* 嚥下，努力嚥下を行ったときの嚥下時舌圧

ングを目的とした間接訓練であり，食物を用いた
摂食訓練時に併用してはならない．本方法により
嚥下圧は変化しないが，上咽頭収縮筋の筋活動は
上昇することが報告されており，咽頭筋に対する
筋力強化としても効果が期待できる．

舌筋と舌骨上筋群の関係

舌の筋力トレーニングは舌背部を口蓋に対して
強く押し上げる運動であるが，口腔底筋である舌
骨上筋群も同時に収縮することが報告されてい
る．Palmer らは舌圧生成に関与する筋として，顎
舌骨筋，顎二腹筋前腹，オトガイ舌筋の後方筋束，
内側翼突筋，内舌筋の筋活動を報告しており，舌
骨上筋群のうち，顎舌骨筋，顎二腹筋前腹の筋活
動は，どちらも内舌筋の筋活動と舌圧値に強い相
関があったとしている[20]．下顎骨と舌骨に付着す
る顎舌骨筋，顎二腹筋前腹は，舌，口腔底，舌骨
の挙上に作用することから，これらの舌骨上筋群
は，舌背挙上時に舌の動きを間接的に支持してい

ると考えられる．筆者らの研究においても，舌圧
強度（1 RM 20%，40%，60%，80%）と舌骨上
筋活動の関係を報告している（**図 6**）[21]．このこと
から，一定負荷を加えた舌の筋力トレーニングは
舌筋だけでなく，舌骨上筋群に対しても有効な筋
力強化の方法となる可能性がある．

舌筋と舌骨上筋群の運動量を患者に視覚的に提
示する方法としては，携帯型の筋電装置を用いた
フィードバックが有用である．**図 7** にバイオ
フィードバック訓練装置 PAL METER（株式会社
ライフサポート研究所，後継機 e：METER）を用
いた舌筋および舌骨上筋群に対する筋力トレーニ
ング場面を示す．患者に対して舌を口蓋に強く押
し上げるよう指示し，その筋活動の大きさを 10 段
階の LED で表示することができる．舌骨上筋群
の筋活動を指標とした舌の筋力トレーニングとし
て，舌圧測定器がない場合にも有効な方法と考え
られる．

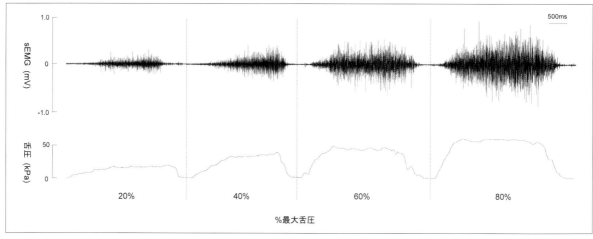

図 6. 舌圧強度と舌骨上筋群筋活動の関係

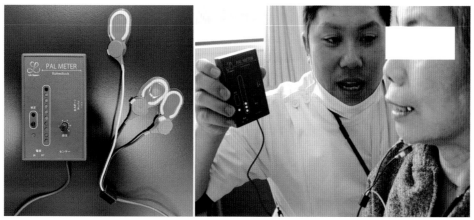

図 7. バイオフィードバック訓練装置 PAL METER を用いた
舌筋および舌骨上筋群の筋力トレーニング

文　献

1) Feng X, et al：Aging-related geniohyoid muscle atrophy is related to aspiration status in healthy older adults. *J Gerontol A Biol Sci Med Sci*, **68**：853-860, 2012.

2) Tamura F, et al：Tongue thickness relates to nutritional status in the elderly. *Dysphagia*, **27**：556-561, 2012.

3) Molfenter SM, et al：Age-Related Changes in Pharyngeal Lumen Size：A Retrospective MRI Analysis. *Dysphagia*, **30**：321-327, 2015.

4) Nakao Y, et al：Association Among Age-Related Tongue Muscle Abnormality, Tongue Pressure, and Presbyphagia：A 3D MRI Study. *Dysphagia*, 2020.［Online ahead of print］

5) de Lima Alvarenga EH, et al：Continuum theory：presbyphagia to dysphagia? Functional assessment of swallowing in the elderly. *Eur Arch Otorhinolaryngol*, **275**(2)：443-449, 2018.

6) Yoshikawa M, et al：Comparison of the Iowa Oral Performance Instrument and JMS tongue pressure measurement device. *J Dent Sci*, **16**(1)：214-219, 2021.
   Summary 国内外で使用されている IOPI と JMS 舌圧測定器について，健常若年者における舌圧値の相関を検討した論文.

7) Utanohara Y, et al：Standard values of maximum tongue pressure taken using newly developed disposable tongue pressure measurement device. *Dysphagia*, **23**：286-290, 2008.

8) Yoshida M, et al：Decreased tongue pressure reflects symptom of dysphagia. *Dysphagia*, **21**(1)：61-65, 2006.

9) Tsuga K, et al：Maximal voluntary tongue pressure is decreased in Japanese frail elderly persons. *Gerodontology*, **29**(2)：e1078-1085, 2012.

10) 田中陽子ほか：入院患者および高齢者福祉施設入

所者を対象とした食事形態と舌圧, 握力および歩行能力の関連について. 日摂食嚥下リハ会誌, **19**：52-62, 2015.

11) 一般社団法人日本老年歯科医学会学術委員会：口腔機能低下症 保険診療における検査と診断(口腔機能低下症 説明用資料 2019.6.1 ver). 〔http://www.gerodontology.jp/committee/file/oral functiondeterioration_document.pdf〕

12) Fujishima I, et al：Sarcopenia and dysphagia：Position paper by four professional organizations. *Geriatr Gerontol Int*, **19**：91-97. 2019.
Summary 日本摂食嚥下リハビリテーション学会, 日本サルコペニア・フレイル学会, 日本リハビリテーション栄養学会, 日本嚥下医学会の4学会が共同でサルコペニアと摂食嚥下障害に関するエビデンスの構築を目的として作成されたポジションペーパー.

13) Nicosia MA, et al. Age effects on the temporal evolution of isometric and swallowing pressure. *J Gerontol A Biol Sci Med Sci*, **55**(11)：M634-640, 2000.

14) Van den Steen L, et al. Tongue-Strengthening Exercises in Healthy Older Adults：Does Exercise Load Matter? A Randomized Controlled Trial. *Dysphagia*, **34**(3)：315-324, 2018.

15) Mujika I, et al：Detraining：loss of training-induced physiological and performance adaptations. Part Ⅰ：short term insufficient training stimulus. *Sports Med*, **30**(2)：79-87, 2000.

16) 若林秀隆：老嚥(presbyphagia)とは. 臨床栄養, **124**(1)：12-13, 2014.

17) Nagano A, et al：Effects of Physical Rehabilitation and Nutritional Intake Management on Improvement in Tongue Strength in Sarcopenic Patients. *Nutrients*, **12**(10)：3104, 2020.

18) Fukuoka T, et al：Effect of the effortful swallow and the Mendelsohn maneuver on tongue pressure production against the hard palate. *Dysphagia*, **28**(4)：539-547, 2013.

19) 倉智雅子：前舌保持嚥下法の EBM. 言語聴覚研究, **7**：31-38, 2010.

20) Palmer PM, et al：Quantitative contributions of the muscles of the tongue, floor-of-mouth, jaw, and velum to tongue-to-palate pressure generation. *J Speech Lang Hear Res*, **51**(4)：828-35, 2008.

21) 福岡達之ほか：等尺性収縮による舌挙上運動と舌骨上筋群筋活動の関係―舌骨上筋群に対する筋力トレーニング方法への展望―. 耳鼻と臨床, **56**：S207-214, 2010.

MB Med Reha **No.259**：**9-15**, 2021

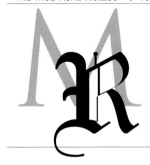

特集／次の一手！摂食嚥下障害訓練に困ったときのワザ

口腔期〜咽頭期の次の一手！
：舌の運動不全，鼻咽腔閉鎖機能不全への口腔内装置の活用

野本亜希子[*1]　大野友久[*2]

Abstract　構音障害・摂食嚥下障害への対応として口腔内装置の作製があり，作製頻度の高いものでは，舌の運動不全に対して使用する舌接触補助床（palatal augmentation prosthesis；PAP）と鼻咽腔閉鎖不全に対して使用する軟口蓋挙上装置（palatal lift prosthesis；PLP）がある．PAP は口蓋部の厚みが特徴で，舌がん，咽頭がんなどの器質的障害と，脳血管障害後遺症，神経疾患などの機能的障害が適応となる可能性がある．PAP は口蓋部の厚みで舌の接触を補助し，構音障害や口腔から咽頭への食塊の送り込みを改善する．PLP は口蓋後方に付属している挙上子が特徴で，軟口蓋の機能的障害が適応となり，これまで構音障害への使用が主であったが，摂食嚥下障害への使用例も少ないながら報告されてきている．いずれの口腔内装置も，歯科医師のみが存在を知っていても必要な適応症例に作製できず，また装置の効果を十分に発揮できないため，関連する多職種が装置の適応症と効果を知り，適用機会が増えることが望ましい．

Key words　摂食嚥下障害（dysphagia），舌接触補助床（palatal augmentation prosthesis；PAP），軟口蓋挙上装置（palatal lift prosthesis；PLP），鼻咽腔閉鎖不全症（velopharyngeal incompetence）

はじめに

　口腔準備期・口腔期・咽頭期の摂食嚥下障害への対応として口腔内装置の作製がある．口腔内装置の作製は歯科医師が主体となる治療であるが，適応の検討，装置の効果についての評価，また装置の使用を継続するうえで，多職種のかかわりが大切になってくる．そのため，歯科以外の職種においても口腔内装置について知識を持つことが装置を活用するうえで大変重要となる．本稿では口腔内装置の中でも，代表的な2つ，舌接触補助床（palatal augmentation prosthesis；PAP），軟口蓋挙上装置（palatal lift prosthesis；PLP）について，適応症，作製方法や他職種との連携の必要性について解説する．

舌接触補助床
（palatal augmentation prosthesis；PAP）

　咀嚼，食塊形成，嚥下，構音など口腔の持つ機能を発揮するうえで，舌の果たす役割は非常に大きい．しかし何らかの原因で舌の機能が低下すると，前述の口腔機能に支障をきたす結果となる．それを改善するのが PAP である．PAP の形態的特徴は，通常の上顎義歯よりも口蓋部分に厚みがあることである．厚みや口蓋の形態は，患者の舌機能に応じて様々である．嚥下運動時や構音時には，口蓋と舌の接触が必要である．しかし舌機能が低下すると舌の可動域が狭まり，口蓋に部分的あるいは全体的に接触できなくなる場合がある．そのような患者に PAP を適用することで，PAP が擬似的な口蓋として作用し，舌が PAP に接触

*1　Akiko NOMOTO，〒 433-8511　静岡県浜松市中区和合北 1-6-1　浜松市リハビリテーション病院，歯科医師
*2　Tomohisa OHNO，同病院，部長・歯科医師

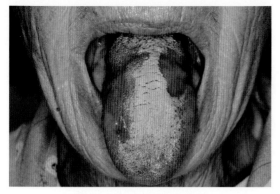

図 1. 部分的な舌苔の付着

することを助けるのである．その結果，食塊のコントロールを改善し，嚥下時の食物の送り込み改善，舌根部嚥下圧の改善などの効果が得られる[1][2]．また，子音の産生を始めとする構音機能も改善することが可能となる．

1．PAP の適応症

何らかの原因による舌機能の低下があり，摂食嚥下障害，あるいは構音障害をきたしている患者が適応対象となる．舌機能を低下させる疾患には口腔がん術後，脳血管疾患後遺症，神経疾患などが挙げられる．古くは口腔がん術後の患者に適用されてきたが，近年では脳血管疾患後遺症患者や神経疾患患者にも多く適用されてきている[1][3][4]．PAP 適応患者の臨床所見としては，摂食時の舌背上への口腔内残留の存在や部分的な厚い舌苔の付着（図1），子音（/s//t//k//r/など）の構音障害，嚥下造影検査が可能であれば，嚥下時のスライス型ゼリーやトロミ食品の口腔から咽頭への送り込み不全などの所見が挙げられる．

2．PAP の作製

PAP の形態的特徴は口蓋部分の厚みが大きいことであるが，その患者の舌の障害の程度に応じて形態や厚みは異なる．また，残存歯の状態に応じても形態が異なってくる．PAP はその名（palatal：口蓋）の通り，基本的に上顎に装着する装置である．欠損歯がある場合は人工歯も付与した義歯型の PAP を作製し，欠損歯がない場合には人工歯を含めず，クラスプ（金属製の留め金）と床から構成される口蓋床型 PAP を作製することとなる．作製方法の詳細については他書が多数あるので，そちらを参考にしていただき，ここではごく簡単に述べる．

1）上顎義歯あるいは口蓋床を作製する

上顎義歯が既存であればそれを利用する．

2）口蓋面形態を調整する

調整するには，歯科用材料であるソフトワックス，ティッシュコンディショナーを使用する（図2）．ソフトワックスは即時性，形態付与性に優れるが熱に弱いため，摂食場面で日常的に使用することは難しく，検査時のみの使用となる．一方，ティッシュコンディショナーは数か月使用可能だが，形態修正がやや難しいという特徴がある．いずれも最終的には永久的な材料（義歯床用材料）に置換する必要がある．これらの材料を使用して，実際に嚥下運動を実施してもらうことや，発音してもらって材料の形態を修正，あるいは添加，削

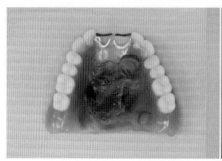 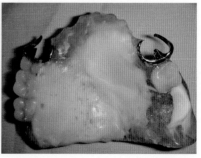

図 2. 調整中の PAP　　　　　　　　　　a｜b
a：ソフトワックスを使用した PAP 口蓋面の調整
b：ティッシュコンディショナーを使用した PAP 口蓋面の調整

除を繰り返して理想的な形態を探る.

3．使用訓練

PAPを装着して実際に使ってもらうことが訓練効果をもたらす．日常の摂食場面や，嚥下造影検査による口腔内残留量の変化や構音の評価が適宜必要である．その結果，追加でのPAP調整が必要なことは多いので，歯科医師によるフォローアップも必要である．また，最近では舌圧の評価が普及してきており，その評価も実施すると良いだろう．PAPを装着していないと舌を口蓋に接触させることができず力が入らないが，PAPを装着することで舌がPAPと十分に接するようになり，固定源を付与してあげることでレジスタンストレーニングが可能となる．したがって，舌の運動訓練時にPAPを装着することで訓練効果が高くなる可能性がある．この際に舌圧の評価を実施すると良い．PAPの有無で即時に舌圧が変化するのは当然であるが，経時的な舌圧の変化があるかどうか，つまり舌のリハビリテーション効果があるかどうかを確認すると良いだろう．

軟口蓋挙上装置（palatal lift prosthesis；PLP）

構音時，嚥下時には，軟口蓋が挙上しそれと同時に咽頭後壁と側壁が内方へ収縮することで鼻腔と口腔咽頭を分離し鼻咽腔閉鎖が起こる．この鼻咽腔閉鎖が必要時に必要なだけ得られない病態が鼻咽腔閉鎖不全である．PLPは軟口蓋の欠損がなく，形態と長さは問題ないのに機能的障害により挙上が不十分となり，鼻咽腔閉鎖が得られない症例に対して使用する口腔内装置である．古くからPLPは鼻咽腔閉鎖不全による構音障害改善を目的として使用されてきた[5]が，鼻咽腔閉鎖不全を伴う嚥下障害に対しても有効性が報告されている[6]．ただ，これは摂食嚥下障害患者でのPLPの軟口蓋賦活効果についての検討であり，普段はPLPを装着していても摂食時には外すという方法で実施されている．一般的なPLPは挙上子部分が硬い材料から構成され，軟口蓋を挙上した位置で物理的に固定する．そのため嚥下時の咽頭後壁

と側壁の収縮を挙上子が妨げる可能性があり，摂食嚥下障害患者へのPLPの使用は慎重になるべきとする報告もある[7]．近年ではこの挙上子部分への工夫がいくつか報告されており，構音障害と摂食嚥下障害がPLPを装着して改善した例が報告されている[8]．その中でflexibleな挙上子を持ったモバイル型PLP[9]があり，嚥下障害の改善を目的とした使用例が報告されている[10)11)]．今回はPLPの適応とモバイル型PLPの作製方法などを症例提示も交え解説していきたい．

1．PLPの適応

PLPは構音時，嚥下時に鼻咽腔閉鎖不全がある症例が適応となる．疾患でいえば，脳血管障害，神経筋疾患，脳外傷などによる舌咽迷走神経麻痺などに対して適用される．適用を検討する病態となる鼻咽腔閉鎖不全は，構音評価，ブローイング検査，口腔内からの視診による軟口蓋の機能評価[12]や嚥下内視鏡（VE）や嚥下造影検査（VF）などで判別する．構音評価，ブローイングについての詳しい方法は成書に譲るが，筆者は最低限の構音に関する検査として，/p//t//k//a/構音時とソフトブローイング時の鼻息鏡による息漏れや呼気持続時間，発声持続時間の確認を取り入れている．それらの検査で開鼻声や鼻咽腔閉鎖が弱い場合や，鼻をつまんで構音明瞭度が改善するような場合[13]はPLPを検討すべき症例といえる．VE/VFによる嚥下機能の評価時に鼻咽腔逆流の有無・程度の評価も行い，鼻咽腔閉鎖不全があればPLPの可能性を考える．嚥下改善を目的に作製を考える際に注意したいのが，嚥下時の鼻咽腔逆流は下咽頭通過障害による咽頭内圧の上昇が原因の可能性があることである[14)15)]．実際に患者が鼻咽腔逆流による食べづらさを感じている場合や，VE/VFによる検査で鼻咽腔閉鎖不全がクリティカルな嚥下障害の原因になっている場合にPLPの使用が求められると考える．さらに上顎歯牙の状態と軟口蓋の知覚も確認し，上顎左右臼歯がない場合はPLPの固定源がとりにくいことが予想される．また，軟口蓋の知覚があり，触知により嘔気が出る

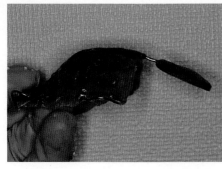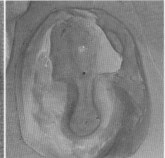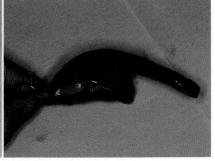

図 3. モバイル型 PLP 作製　　　　　　　　　a|b|c
a：一般的な PLP における挙上子の調整が終了し位置が決定した.
b：a で調整が終了した PLP を石膏に埋没して型をとり，模型を作製し，整形する.
c：模型に軟質裏層材を流し込み，形を整えてモバイル型 PLP が完成．a と同程度の挙上と長さが維持されている.

場合は PLP 装着が困難な場合が多い.

2. PLP の作製

一般的な PLP の作製方法については他書をご参照いただきたい[15][16]が，構造としては維持力の基になる基礎床とクラスプ，軟口蓋を実際に挙上する挙上子からなる．挙上子の位置・挙上量・幅・長さの調整がポイントとなり，その目安については呼気持続時間を元に決定する方法[13]や聴覚印象，口腔内からの観察，VE/VF で鼻咽腔閉鎖が改善するかどうかで決定する．筆者らは麻痺により軟口蓋の挙上の左右差があれば，麻痺側に寄るように位置決めをすることが多い．また，長さは口蓋垂の基部を基準にし，幅は発声時に機能した際の口蓋弓の動きを妨げないよう決定することが多い．挙上量については VE で鼻咽腔閉鎖の程度を確認しながら決定するが，目安としては安静時には軟口蓋と咽頭後壁の間に空間が保たれており，嚥下時，構音時には閉鎖する程度だと考えている．それにより患者の飲み込みやすさ，話しやすさ，構音，呼気持続時間，発声持続時間や VF 所見が改善するかどうかを確認しながら長期的に調整を行う.

3. モバイル型 PLP の作製

モバイル型 PLP の作製方法[17]について解説する．まず，一般的な挙上子が付与された PLP を使用し，上記のようなポイントを元に挙上子の調整を行う．ある程度位置が決まった時点で，挙上子を義歯修理用材料である軟質裏層材（シリコン：ソフリライナーミディアムソフト®，トクヤマ社製）に置き換える．置き換えは以下のように行う（図 3）.

（1）挙上子と基礎床（硬口蓋部分にあたるアクリルレジンのプレート）の一部を石膏に埋没して得られた作業模型を元に挙上子を形作る.

（2）PLP から挙上子を完全に撤去し，代わりにニッケルチタンの矯正用ワイヤーと軟質裏層材で挙上子を形作る.

モバイル型 PLP のメリットは過度に軟口蓋へ負担をかけないため，軟口蓋挙上による違和感も軽減でき，潰瘍形成のリスクが低いことである．デメリットは，挙上力が弱いためしっかり挙上する必要がある場合には不向きなことや，挙上量調整の際，材料を追加修理したい場合には再度そっくり置き換える必要があることである.

4. 使用訓練（症例提示）

65 歳，女性．脳腫瘍術後に右脳神経（V〜X）を損傷し，混合性喉頭麻痺と失調が残存．3 食全粥・きざみ食を経口摂取できているが，食べているときに鼻から食べ物が出るという症状がある.

1）症状・所見

発話明瞭度：3（話題を知っているとわかる），開鼻声

VE：右軟口蓋挙上不全による鼻咽腔閉鎖不全，空嚥下時の唾液の鼻咽腔逆流（図 4-a），咽頭内に泡沫状唾液の貯留

VF：とろみのない水分の嚥下時の鼻咽腔逆流

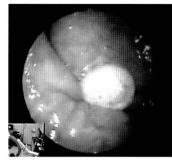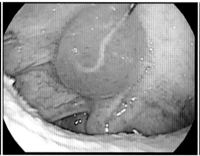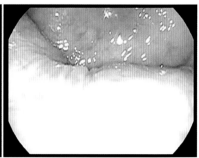

a｜b｜c

図 4. 内視鏡所見

a：嚥下時の唾液の鼻咽腔逆流（軟口蓋上部）

b：口腔内からの観察. 挙上子の位置は口蓋垂よりも右寄りに設定

c：PLP 装着中の VE. 嚥下時の唾液の鼻咽腔逆流が消失している.

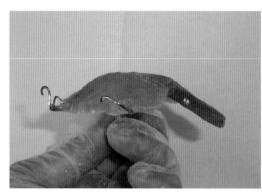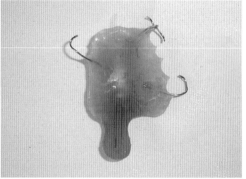

図 5. モバイル型 PLP

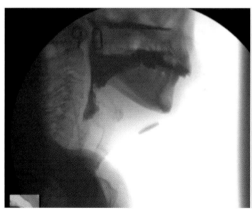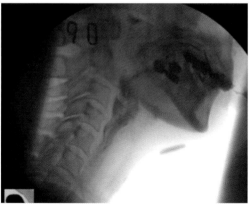

図 6. モバイル型 PLP の VF 評価

a：モバイル型 PLP なしの状態. 水分を口に含むと鼻咽腔逆流し，鼻腔底を伝っている.

b：モバイル型 PLP 装着状態. 鼻咽腔閉鎖が得られ，逆流せず嚥下できている.

2）対 応

　嚥下時の鼻咽腔逆流軽減を目的にモバイル型 PLP を作製した. 一般的な PLP をまず作製し，挙上子の位置・挙上量の調整について VE を見ながらリハビリテーション科医師と協議した. 最終的に挙上子は患側の右寄りで設定し，安静時には咽頭腔が確保され，嚥下時には唾液の鼻咽腔逆流が改善した（**図 4-b，c**）. その後モバイル型 PLP（**図 5**）に作り替え，VF にて装着による効果を確認した. PLP がない状態では嚥下時の唾液の鼻咽腔逆流と水分嚥下時の鼻咽腔逆流が確認されたが，PLP を装着すると水分嚥下時の鼻咽腔逆流は消

失した（**図6**）．その後2か月間食事時に使用し，患者自身も飲み込みやすいと感じるようになり，PLP装着を継続し退院となった．

口腔内装置作製上の協同のコツ

　口腔内装置適応の可能性につながる所見をいち早く発見するのは，言語聴覚士（以下，ST）やリハビリテーション科医師をはじめとしたリハビリテーション関連職種の可能性が高い．したがって，これらの所見を発見できる「目」と，PAPやPLPが解決できる手段であるという「知識」を，リハビリテーション関連職種に持っていただきたいと考える．また適応症例の発見だけでなく，ST，リハビリテーション科医師，看護師との連携は，装置の使用効果をみるうえでももちろん欠かせない．日常の摂食場面を最もよく把握しているのはSTや看護師であり，彼らからのフィードバックは装置調整の判断材料となり，歯科医師にとって大変重要である．多職種でのVE/VF所見，口腔内装置作製の方向性などの情報共有は，より良い口腔内装置作製につながる．リハビリテーション関連職種には，摂食嚥下リハビリテーションの「次の一手」の選択肢としての口腔内装置を，頭の片隅に置いていただきたい．当院ではST，リハビリテーション科医師に口腔内装置の存在が周知され，また効果を実感していただいているので，すでにST，リハビリテーション科医師に口腔内装置に関する優れた「目」と「知識」が備わってきている．それに従って口腔内装置作製件数が年々増加してきている（2016年度：9件，2017年度：22件，2018年度：21件，2019年度：34件）．

　一方，歯科医師としては，それに応えられるように口腔内装置の嚥下障害改善効果や作製方法を知っておくことはもちろん必要である．歯科医師自身でVE/VFを実施する場合は，STなどにも同席いただくように働きかけ，また歯科医師が自身でVE/VFを実施しない場合は，歯科医師もVE/VFに同席し，問題点の把握に努める．そのうえで他職種と情報交換し，さらに口腔内装置をVE/

VFの場で即時に微調整できると，より情報が共有しやすくなる．したがって，歯科医師側も他職種と積極的に連携をはかっていくべきである．

　是非お互いに積極的にコミュニケーションをはかっていただき，患者のためにより良い診療を提供していただきたい．

文　献

1）日本老年歯科医学会，日本補綴歯科学会：摂食・嚥下障害，構音障害に対する舌接触補助床の診療ガイドライン，第1版，2013.
　Summary 両学会が共同で執筆したガイドライン．Clinical Questionを基に適応症や作製方法について述べられており，Mindsガイドラインライブラリに収載されている．
2）Ohno T, et al：Effect of palatal augmentation prosthesis on pharyngeal manometric pressure in a patient with functional dysphagia：A case report. *J Prosthodont Res*, **61**(1)：460-463, 2017.
3）Cantor R, et al：Maxillary speech prostheses for mandibular surgical defects. *J Prosthet Dent*, **22**(2)：253-260, 1969.
4）Yoshida M, et al：Palatal augmentation prosthesis(PAP)can improve swallowing function for the patients in rehabilitation hospital. *J Prosthodont Res*, **63**(2)：199-201, 2019.
5）Hardy JC, et al：Management of velopharyngeal dysfunction in cerebral palsy. *J Speech Hear Disord*, **34**(2)：123-37, 1969.
6）植田耕一郎ほか：摂食・嚥下障害に対する軟口蓋挙上装置の有効性．日摂食嚥下リハ会誌, **17**(1)：13-24, 2013.
7）Tanaka S, et al：Nasometric Scores in spinal and bulbar muscular atrophy- Effects of palatal lift prosthesis on dysarthria and dysphagia. *J Neurol Sci*, **15**：407：116503, 2019.
8）Asfar M, et al：Prosthetic Rehabilitation with Palatal Lift/Augmentation in a Patient with Neurologic/Motor Deficit Due To Cancer Therapy for Chondrosarcoma. *J Prosthodont*, **28**(3)：234-238, 2019.
　Summary 脳腫瘍術後の脳神経損傷による軟口蓋麻痺に対してresilientな挙上子を備えたPLPを用いて構音障害・嚥下障害を改善した症例を報告．

9) 片桐伯真ほか：弾力のある可動域をもった軟口蓋挙上装置(モバイル軟口蓋挙上装置 Fujishima type)の考案と使用経験. 日摂食嚥下リハ会誌, **7**(1)：34-40, 2003.

10) Ohno T, et al：Palatal Lift Prosthesis for bolus transport in a patient with dysphagia：A clinical report. *J Prosthet Dent*, 118(2)：242-244, 2017.
Summary 口腔から咽頭への通過障害による嚥下障害患者で PLP を用いて軟口蓋を挙上し送り込みを改善した症例を報告.

11) 佐藤友里ほか：上咽頭癌の化学放射線治療後に晩発性舌咽迷走神経障害による開鼻声・嚥下障害をきたした 1 例. 嚥下医学, **1**(1)：84-89, 2012.

12) 橋本久美ほか：構音障害の評価. 菊谷 武(監修), 田村文誉ほか(編), 歯科医師のための構音障害ガイドブック, pp.32-46, 医歯薬出版, 2019.

13) 小島千枝子：歯科と言語聴覚士の連携医療の意義. *MB Med Reha*, **146**：51-56, 2012.

14) Logemann JA(著), 道 健一ほか(監訳)：第4章 摂食・嚥下障害とは. Logemann摂食・嚥下障害, 第2版, pp.63-102, 医歯薬出版, 2000.

15) 野原幹司：総論 介入 口腔内装置. MB Med Reha, **212**：141-149, 2017.

16) 竹前健彦ほか：舌接触補助床(PAP)と軟口蓋挙上装置(PLP). 水口俊介(監修), 限られた時間・限られた器材で行う訪問診療における義歯修理のコツ, 第1版, pp.72-76, 医歯薬出版, 2017.

17) 大野友久ほか：歯科の役割. 聖隷嚥下チーム(編), 嚥下障害ポケットマニュアル第4版, pp.194-201, 医歯薬出版, 2019.

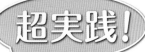

超実践！ がん患者に必要な 口腔ケア

― 適切な口腔管理でQOLを上げる ―

編集 山﨑知子（宮城県立がんセンター頭頸部内科 診療科長）

2020年4月発行　B5判　120頁
定価4,290円（本体3,900円＋税）

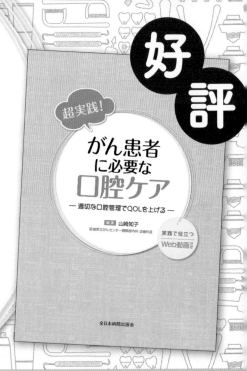

好評

がん患者への口腔ケアについて、重要性から実際の手技、さらに患者からの質問への解決方法を、**医師・歯科医師・歯科衛生士・薬剤師・管理栄養士の**多職種にわたる執筆陣が**豊富なカラー写真・イラスト、わかりやすいWeb動画**とともに解説！
医科・歯科を熟知したダブルライセンスの編者が送る、実臨床ですぐに役立つ1冊です！

目次

全日本病院出版会
www.zenniti.com
〒113-0033 東京都文京区本郷3-16-4　Tel：03-5689-5989
Fax：03-5689-8030

MB Med Reha **No.259**：17-24, 2021

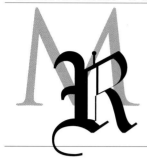

特集／次の一手！摂食嚥下障害訓練に困ったときのワザ

舌骨上筋群への次の一手！
：臨床で使える舌骨上筋群の筋力増強訓練

南都智紀[*1]　道免和久[*2]

Abstract　舌骨・喉頭の挙上不全による嚥下機能低下に対し，これまで様々な舌骨上筋群の筋力増強訓練が考案されている．本稿では，従来行われてきた頭部挙上訓練，努力嚥下，メンデルソン手技，徒手的頸部筋力増強訓練，頸部等尺性収縮手技，開口訓練，chin tuck against resistance training，嚥下おでこ体操に加えて，head extension swallowing exercise，キネシオロジーテープを用いたトレーニングなど，近年報告されている方法も紹介する．また呼気筋トレーニングや舌圧トレーニングが舌骨上筋群の筋活動へ与える効果についても解説する．訓練方法の選択においては，適応となる症例やその効果について理解し，症例に応じたトレーニングを選択することが重要である．

Key words　舌骨上筋群(suprahyoid muscles)，筋力増強訓練(muscle strength exercise)，頭部挙上訓練(shaker exercise)，嚥下おでこ体操・開口訓練(jaw opening exercise)

はじめに

　神経筋疾患，脳卒中，頭頸部がんなど，機能的および器質的問題が生じることで舌骨・喉頭の挙上範囲や挙上速度の低下が起こり，喉頭蓋の反転や食道入口部開大に支障をきたす．これにより咽頭残留や喉頭侵入，誤嚥が生じ，安全な経口摂取の妨げとなる．舌骨・喉頭挙上不全による嚥下機能低下に対し，舌骨上筋群の筋力向上を目的として，国内外で様々なトレーニング方法が考案されている(**表**1)．本稿では，機材や器具が整った施設だけでなく，在宅での訓練や自主練習などでも参考となるよう，経済的な負担が少ないトレーニング方法を中心に，実施方法および効果について紹介する．

トレーニング時の注意点

　舌骨上筋群の筋力増強訓練を行ううえでは，以下の点について配慮してほしい．

1．姿勢への配慮

　舌骨上筋群の筋活動は姿勢による影響を受けるため，体幹や頭頸部の姿勢，肩甲帯や上肢の位置など，各トレーニングで指定された姿勢になるよう配慮する．しかし可動域制限がある症例など，無理な姿勢をとらせることで，不要な緊張や負担がかかるため，症例に応じた姿勢をとるように心がける．

2．筋組成を意識したトレーニング

　舌骨上筋群は主に速筋成分から構成されるため，筋力増強訓練を行ううえでは筋組成を考慮したレジスタンストレーニングを導入する[1]．しかし，ALS(筋萎縮性側索硬化症)症例や低栄養状態にある症例など，高負荷のトレーニングにより負の効果をもたらす場合もあるため，病態や筋力，持久性を考慮し，負荷量や訓練強度を調整する．

[*1] Tomoki NANTO，〒663-8131 兵庫県西宮市武庫川町 1-1　兵庫医科大学病院リハビリテーション技術部
[*2] Kazuhisa DOMEN，同大学リハビリテーション医学教室，教授

表 1. 舌骨上筋群のトレーニングプロトコルの例

トレーニング	訓練方法	訓練頻度と訓練期間
頭部挙上訓練	1 分間挙上, 1 分間休息(計 3 回) 30 回挙上反復	3 セット/日×6 週間
Recline exercise	1 分間挙上, 1 分休息(計 3 回) 30 回挙上反復	3 セット/日×6 週間
努力嚥下	—	20 分×週 2 回×7 週間
徒手的頸部筋力増強訓練	運動に努力を要する程度の負荷 等張性運動:10 回 等尺性運動:5〜10 秒保持を 10 回	1 セット/日×週 5 日
頸部等尺性収縮手技	4〜6 秒×3 回	3 セット/日×2〜4 週間
開口訓練	10 秒間×5 回(休息 10 秒)	2 セット/日×4 週間
High-speed jaw-opening exercise	30 bpm で 20 回×3 セット(休息 10 秒)	2 回/日×4 週間
Chin tuck against resistance training (CTAR)	30 回×3 セット 1 分間実施後, 1 分間休息	1 日 3 回(朝昼夕)×週 7 回×6 週間
嚥下おでこ体操	持続訓練:5 秒間 反復訓練:5 回	1 日 3 回(朝昼夕)×30 日間
Head extension swallowing exercise (HESE)	10 分-休息 2 分-10 分(計 20 分)	週 3 回×8 週間
呼気筋トレーニング(EMST150 使用)	負荷:最大呼気圧×70% 1 回のセッションで 7 回(セッション間の休息 30 秒)	週 5 回×4 週間

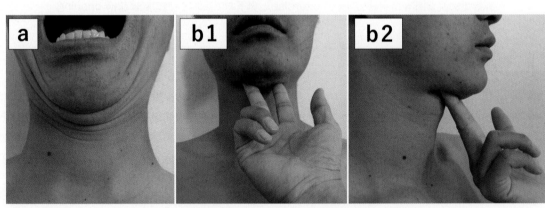

図 1. 舌骨上筋群の意識化
a:「首にしわを作るように」と指示した際の頸部の状態
b1, b2:触診による筋収縮の確認および活動部位の意識化

3. 筋収縮の意識化

　訓練を行う症例の多くは舌骨上筋群の活動を意識した経験がないため, トレーニング開始時から筋収縮を誘導することは難しい. 筆者は筋電図などによるバイオフィードバックが利用できない場合に, 次のような方法を行っている. オトガイと頸部が接近するような訓練(開口訓練, 頸部等尺性収縮手技など)では,「首にしわを作るように」と指示し, 運動の方向を具体的に示す(図 1-a).
また顎二腹筋前腹にセラピストの指腹を置いて舌骨上筋群を意識させ,「ここを硬くするイメージ」と指示すると, 強い収縮が可能となる症例も多い(図 1-b). これらの方法は, 認知機能や注意機能が低下し, 運動の意識を持続できない症例でも効果的であった.

トレーニング方法と効果

1. 頭部挙上訓練(shaker exercise, head raising exercise, head lift exercise)

　頭部挙上訓練は, 喉頭の前方や上方への運動が

低下した症例に対する舌骨上筋群のトレーニング法として広く行われている．

方　法：① 挙上保持：仰臥位で肩をつけたまま，つま先が見えるまで頭だけを高く上げる．1分間挙上位を保持した後，1分間の休息を入れ，これを3回繰り返す．② 反復挙上：上記の頭部の挙上運動を30回繰り返して行う．①，② を1日3回，毎日，6週間継続する．

効　果：頭部挙上訓練を行うことで，嚥下時の食道入口部の開大幅が改善することや，嚥下時の甲状舌骨間距離が短縮することが報告されている[2]．一方で胸鎖乳突筋の疲労が頭部挙上後すぐに起こることや，筋力が低下した高齢者などでは負荷量が高いことが課題として挙げられる．その点を考慮し，背もたれのある椅子に座り，もたれた状態から頸部を屈曲する recline exercise も考案され，訓練効果が報告されている[3]．

2．努力嚥下(effortful swallow, hard swallow)

力を入れて飲み込むことを指示する努力嚥下は，口腔内からの移送や舌根部の後退運動を高め，咽頭残留の軽減をはかる方法である．努力嚥下は舌骨上筋群のトレーニング方法としても利用されている．

方　法：嚥下時に「強く飲み込んでください」，「飲み込むときに喉の筋肉に力を入れてください」，「舌を強く押し付けてください」などと指示をする．舌骨上筋群のトレーニングとして行う場合には，顎下部の触診や，表面筋電図でのフィードバックを併用すると理解が得られやすい．

効　果：努力嚥下時には舌骨上筋群が活動するが，20分×週2回×7週間の訓練で嚥下時の舌骨上筋群の活動に効果がみられなかったとする報告もある[4]．このことから筆者は，他の舌骨上筋群のトレーニングを行ったうえで，実際の嚥下動作での練習として努力嚥下を利用している．

3．メンデルソン手技(Mendelsohn maneuver)

メンデルソン手技は，喉頭の位置を最大挙上位で保持させ，食道入口部の開大時間延長，喉頭挙上時間延長，食道入口部の開大幅と開大時間の増加を目的とした方法である．

方　法：舌骨と喉頭の挙上と咽頭収縮がピークに達した時点で嚥下を一時停止する(飲み込んだときにのどぼとけを最も高い位置に保つ)ように指示し，数秒間維持する．

挙上の維持が難しい場合には，セラピストが徒手的に喉頭挙上を介助したり，筋電図により舌骨上筋群の筋活動をフィードバックすることも有用である．また努力嚥下や電気刺激との併用も行われている．

効　果：メンデルソン手技実施時には舌骨上筋群が賦活されるため[5]，筋力増強訓練としての効果も期待できるが，習得が難しい症例もあるため，適応は慎重に検討してほしい．

4．徒手的頸部筋力増強訓練[6]

杉浦らは頭部挙上訓練やメンデルソン手技などが実施困難であった症例に対して，徒手的に抵抗負荷をかける訓練を報告している[6]．

方　法：治療者は背後または横に立つ．等張性運動では，治療者は額に両掌を当て，治療者が後方へ引く力に拮抗しながら頸部前屈運動を行わせる(**図2-a1**)．等尺性運動では，頸部前屈姿勢をとらせ，治療者が額を後方に引く力(**図2-a2**)もしくは下顎を上方へ押し上げる力(**図2-a3**)に拮抗して，頸部前屈姿勢を5～10秒間保持させる．この際，頭部は前方向ではなく，屈曲方向に押すように伝える．抵抗負荷の量は，運動の完全遂行に努力を要する程度とし，症例の筋力に合わせて増減させる．各運動を10回1セットとして行う．

効　果：頭頸部腫瘍術後症例で，頸部筋群の筋力増加，嚥下時の舌骨変位量の増加，喉頭の可動性改善がみられている．自動的な頭部挙上訓練が困難で，喉頭挙上が不良な嚥下障害症例に対して有効である．

5．頸部等尺性収縮手技(chin push-pull maneuver)

頸部等尺性収縮手技[7]は，上肢の運動が可能な

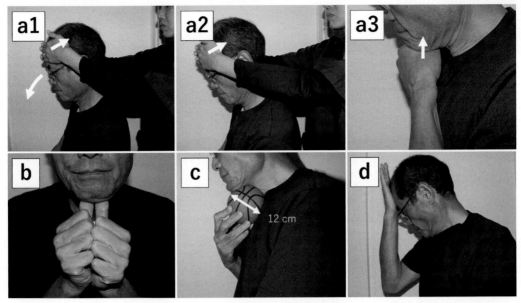

図 2. 舌骨上筋群のトレーニング
a：徒手的頸部筋力増強訓練（a1：等張性運動，a2：等尺性運動，a3：等尺性運動）　b：頸部等尺性
収縮手技（Chin Push-Pull Maneuver）　c：ラバーボールを用いた CTAR　d：嚥下おでこ体操

症例では自主練習として導入ができる．

　方　法：オトガイを本人の両手で固定し保持するとともに，顎を力強く引くように指示する（**図 2-b**）．4～6秒×3回を1セットとし，1日3セット，2～4週間継続する．

　効　果：高齢者を対象に訓練を実施し，RSST（反復唾液嚥下テスト）の回数増加，オトガイ-舌骨間やオトガイ-甲状軟骨間の短縮が報告されている[7]．

6．開口訓練（jaw-opening exercise；JOE）

　開口訓練は頸部の屈曲伸展が困難な症例や可動域制限がある症例にも適応できるため，適用範囲が広いことが利点である．

　方　法：訓練では10秒間最大開口位を保持させ，舌骨上筋群が十分に活動していることを意識させる．10秒間×5回（休息10秒）を1セットとし，1日2セット4週間継続する．下顎骨の不快感や疼痛がある場合には中止する[8]．

　効　果：嚥下障害症例を対象とした4週間の訓練で，舌骨運動と食道入口部の開大が改善した[8]．また近年，30 bpm のペースで20回×3セットを1日2回，4週間継続する high-speed jaw-opening exercise を行うことで，安静時舌骨位置の挙上，嚥下時の舌骨の挙上位置や速度の変化，食道入口

部開大幅の増加，舌骨挙上時間の短縮，咽頭通過時間の減少がみられる[9]．開口訓練を応用し，器具や弾性バンドによって舌骨上筋群へ負荷をかける開口訓練も報告されている．実施するうえでの努力度は頭部挙上訓練よりも低いとされており，負担が少ない方法であると考えられる．弾性のある器具を下顎に当て負荷を加える chin-to-chest exercise（CtC）と呼ばれる方法も，開口訓練に似た方法である．

7．Chin tuck against resistance training（CTAR）

　Yoon らはラバーボールの弾性力を利用し，舌骨上筋群に負荷を加えるトレーニングを報告した[10]．

　方　法：直径12 cm のラバーボール（ゴムボール）を胸骨柄と下顎にしっかりと挟み，つぶすような形で顎を引く（**図 2-c**）．その際，直立姿勢をとらせ，肩が前に出て体幹が屈曲しないように注意する[10]．また，ボールの位置がずれないようにしっかりとボールを頸部に押し当てる．30回×3セットを朝昼夕1日3回実施．各セットは続けて実施するかまたは，1分間で実施後1分間の休息を挟んで実施する．週7回を全部で42回（6週間）実施する．

　効　果：ラバーボールを用いたCTARを行うこ

とで，舌骨上筋群の高い筋活動が得られる[10]．さらにラバーボールを用いたCTARでは，胸鎖乳突筋の活動や疲労は抑えられ，舌骨上筋群の活動をより選択的に促すことができる[11]．また脳梗塞後の嚥下障害症例を対象にCTARを実施すると，対照群と比較し嚥下造影検査で嚥下機能の改善を認め，その効果は頭部挙上訓練と同様であった．一方，頭部挙上訓練と比較し，訓練後に伴う心理的負担は少ないともされている[12]．また海外ではPhagiaflex(alternative speech and swallowing solutions)というCTAR用の器具も販売されており，訓練効果が報告されている[13]．

8．嚥下おでこ体操

嚥下おでこ体操は，頸部等尺性収縮手技や徒手的頸部筋力増強訓練を参考に提唱された方法であり[14]，自主練習でも導入しやすいことが特徴である．

方　法：嚥下おでこ体操のポイント[14]は，① 椅子にゆったりと腰をかける．② 自分で前額部に片手の手のひらを当て(**図2-d**)，もう片方の手の指は喉頭周囲の筋に軽く触れるように置くと筋活動を感じやすい．③「おへそをのぞくように下を向く」方向に頭頸部を前屈させ，前額部の手は，頸部を前屈する力に負けないよう抵抗運動を入れる．この際脊柱が屈曲しないよう配慮する．負荷量は周囲の筋に軽く触れた指が，喉頭周囲筋の収縮を感じられる程度に行う．5秒間傾き続ける持続訓練と，5回うなずくことを繰り返す反復訓練がある．

抵抗負荷量は自分で調整できることや，頸椎に障害がある場合は頭の位置を変えずに，等尺性収縮として実施できることが嚥下おでこ体操の利点である．訓練では，症例の状態を評価しながら，「等尺性収縮を反復訓練法で5回または等尺性収縮を持続訓練法で5秒」や，「等張性収縮を反復訓練法で5回または等尺性収縮を持続訓練法で5秒」など，等尺性収縮と等張性収縮，あるいは持続訓練法と反復訓練法を組み合わせて行う．

効　果：嚥下おでこ体操実施後には，RSSTの回数が少なかった高齢者で回数の増加がみられている[15]．

9．Head extension swallowing exercise (HESE)

Head extension swallowing exercise(HESE)は，訓練器具を使用せず，実際の嚥下運動で訓練を行える．

方　法：頭部を最大限後方に伸展し，天井を見た状態で唾液嚥下を行う．10分実施後，2分休息し，再度10分(計20分)行う．20分×週3日(連日は行わない)×8週間継続する．

効　果：健常者で舌圧増加や努力嚥下時の舌骨上筋群の筋活動増加，顎二腹筋の厚みの増加が報告されている[16]．しかし，頸椎に問題がある症例や，気管カニューレを挿入している症例，頸部の手術を行っている症例では，リスクを伴うため行うことはできない．

10．キネシオロジーテープを用いた訓練

伸縮性の高いキネシオロジーテープ(KT)は，運動による障害や疼痛治療に使用される．ParkはKTを使用し，喉頭を引き下げる方向に力を加えることで嚥下時の舌骨上筋群の活動を賦活させる方法を考案した[17]．

方　法：KTを以下の4つの手順で貼付する(**図3**)．① 舌骨と甲状軟骨をペンでマーキングする．②Ⅰ字型のKTを甲状軟骨を包み込むように甲状切痕から胸骨まで貼る．③ 逆Ⅴ字型のKTを舌骨から鎖骨まで貼る．④ 嚥下時の運動を制限するために，舌骨喉頭を包むように水平方向にKTを貼る．

効　果：KTなしの場合と比較し，嚥下時の舌骨上筋群の活動が増加し，KTの伸長度を高めることでより筋活動が高くなると報告されている．

11．呼気筋トレーニングによる筋力増強訓練

呼気筋のレジスタンストレーニング(expiratory muscle strength training)は，咳嗽力向上，誤嚥リスク軽減に加え，舌骨上筋群の筋力向上も報告されている．代表的なトレーニング器具としてEMST150(Aspire)がある．

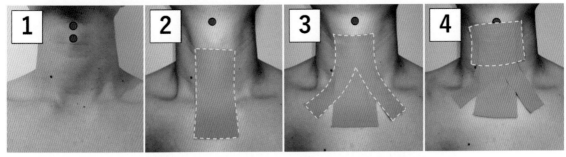

図 3. キネシオロジーテーピングによる筋活動の賦活
① 舌骨と甲状軟骨にマーキングする. ② 前を向いた状態で甲状切痕から胸骨まで貼る. ③ 逆 V 字型の KT を舌骨から鎖骨まで貼る. ④ 舌骨喉頭を包み込むように水平方向に貼る.

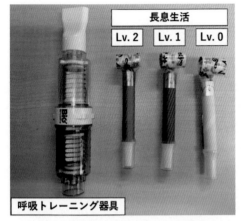

図 4. 呼吸筋のトレーニング器具
EC サイトなどで販売されている呼吸トレーニング器具(左)と長息生活(右)

方　法：EMST150 では，最大呼気圧の 70％に閾値を調整し，深呼吸後に「強く，速く」息を吹くように指示する. 1 回のセッションにつき 7 回のトレーニングを行い，1 週間に 5 回を 4 週間継続する. 1 セッションの後は 30 秒の休息を行う.

効　果：トレーニング時には舌骨上筋群が活動するため，脳卒中後の嚥下障害症例で舌骨上筋群の筋活動向上，液体での Penetration Aspiration Scale の改善がみられている[18].

　訓練効果や負荷量の正確性は保証できないが，EMST150 のように呼吸筋へ定量的な負荷を与える器具はインターネット上のウェブサイトなどでも同様の商品が多数販売されている. また，吹き戻しで呼気筋に負荷を与える長息生活(ルピナス)も 3 段階の負荷量が設定でき，舌骨上筋群のトレーニングとなる可能性がある(**図 4**). しかし，本来の目的は呼吸筋のトレーニングであり，舌骨上筋群のトレーニングとして他の方法よりも有効であるかは明らかではない.

12. 舌挙上トレーニングによる筋力増強訓練

　舌挙上トレーニングは舌筋だけではなく，舌骨上筋群の筋活動にも影響を与えることが報告されている. 本邦では舌圧測定器(JMS)を用いたトレーニングが報告されており，ぺコぱんだ(JMS)や，あげろーくん M(オーラルアカデミー)など，安価な器具も開発されており，トレーニングに利用することができる. 我々は，市販されている吊り下げはかりを用いた舌挙上トレーニングを考案した(**図 5**). 安価で定量的な負荷量調整ができるなど，臨床上有用であるため紹介する.

方　法：マウスピュア口腔ケアガーゼ(川本産業)を 2 つ折りにした状態で，折り返し部を吊り下げはかりに固定し，ガーゼを口峡付近まで挿入する. ガーゼを舌と口蓋の接触で保持し，口唇や切歯でガーゼを挟まないよう指示する. 視線を前方に向けた状態で，検査者が水平面より 30° 下方の方向へはかりを牽引する[19]. トレーニング強度はガーゼを保持できる最大の力×80％で 5 秒間とし，5 回×2 セット/日，週 3 日×7 週間実施する[20].

効　果：健常者にトレーニングを実施し，最大舌圧の向上，努力嚥下時の舌圧が改善した[20].

　上述した舌挙上トレーニングは，舌挙上運動を促通する中で，副次的に舌骨上筋群を活動させる方法であり，舌骨上筋群を効率的に高める方法であるかについては，今後の検証が望まれる. トレーニングを実施する際には，必ず顎下から舌骨上筋群の活動が得られているかを触診することが重要である.

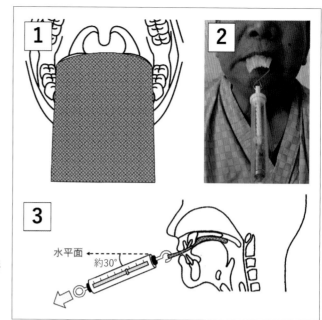

図 5.
吊り下げはかりを用いた舌挙上トレーニング
① 2つ折りにしたガーゼを口峡付近に挿入.
② ガーゼにはかりを掛け,舌と口蓋で挟む(口唇や切歯では挟まない).
③ ガーゼの挿入位置とはかりの牽引方向.

水平面
約30°

まとめ

　本稿では,様々な舌骨上筋群のトレーニングに関して,臨床場面で使用しやすいトレーニング法を中心に紹介した.各トレーニングにおいて,適応となる症例や効果,エビデンスのレベルは様々であり,効果の検証が必要な方法も多い.しかし,実際の臨床では,頸部や身体の状態,病態,認知機能などによって,エビデンスレベルの高い方法を選択できないことも多いため,各症例に応じてトレーニング方法を選択してほしい.

文　献

1) American College of Sports Medicine:American College of Sports Medicine position stand. Progression models in resistance training for healthy adults. *Med Sci Sports Exerc*, **41**:687-708, 2009.

2) Antunes EB, et al:Effects of the head lift exercise on the swallow function:a systematic review. *Gerodontology*, **29**:247-257, 2012.
Summary 頭部挙上訓練の系統的レビューで,訓練効果に関する情報が要約されている.

3) Fujiki RB, et al:The recline and head lift exercises:A randomized clinical trial comparing biomechanical swallowing outcomes and perceived effort in healthy older adults. *J Speech Lang Hear Res*, **62**:631-643, 2019.

4) Oh JC:Systematic effortful swallowing exercise without external resistance does not increase swallowing-related muscle strength in the elderly. *Dysphagia*, 2020.[Online ahead of print]

5) Ding R, et al:Surface electromyographic and electroglottographic studies in normal subjects under two swallow conditions:Normal and during the Mendelsohn manuever. *Dysphagia*, **17**:1-12, 2002.

6) 杉浦淳子ほか:頭頸部腫瘍術後の喉頭挙上不良を伴う嚥下障害例に対する徒手的頸部筋力増強訓練の効果.日摂食嚥下リハ会誌, **12**:69-74, 2008.

7) 岩田義弘ほか:高齢者に対する頸部等尺性収縮手技(chin push-pull maneuver)による嚥下訓練—自己実施訓練の効果—.耳鼻と臨床, **56**:S195-S201, 2010.

8) Wada S, et al:Jaw-opening exercise for insufficient opening of upper esophageal sphincter. *Arch Phys Med Rehabil*, **93**:1995-1999, 2012.

9) Matsubara M, et al:High-speed jaw-opening exercise in training suprahyoid fast-twitch muscle fibers. *Clin Interv Aging*, **13**:125-131, 2018.

10) Yoon WL, et al:Chin tuck against resistance (CTAR):New method for enhancing suprahyoid muscle activity using a Shaker-type exercise. *Dysphagia*, **29**:243-248, 2014.

11) Sze WP, et al:Evaluating the training effects of

two swallowing rehabilitation therapies using surface electromyography—Chin Tuck Against Resistance(CTAR) exercise and the Shaker exercise. *Dysphagia*, **31**：195-205, 2016.

12) Gao J, et al：Effects of chin tuck against resistance exercise versus Shaker exercise on dysphagia and psychological state after cerebral infarction. *Eur J Phys Rehabil Med*, **53**：426-432, 2017.
   Summary 嚥下障害症例に CTAR を実施し，頭部挙上訓練時の訓練効果と比較している.

13) Park JS, et al：Effect of chin tuck against resistance exercise on patients with dysphagia following stroke：A randomized pilot study. *NeuroRehabilitation*, **42**：191-197, 2018.

14) 金沢英哲：嚥下おでこ体操の多角的効果. 藤島一郎ほか(監)，経口摂取アプローチハンドブック（ヘルスケア・レストラン別冊），pp. 50-52，日本医療企画，2015.
   Summary 嚥下おでこ体操の方法や臨床で実施するうえでのポイントがまとめられている.

15) 渡邊弘人：地域在住一般高齢者における嚥下機能訓練プログラムの実践研究：『嚥下おでこ体操』の介入効果の判定. 仙台大学大学院スポーツ科学研究科修士論文集，**21**：133-142，2020.

16) Oh JC：Effect of partial head extension swallowing exercise on the strength of the suprahyoid and tongue muscles in healthy subjects：A feasibility study. *J Oral Rehabil*, **46**：242-248, 2019.

17) Park JS：A novel method using kinesiology taping for the activation of suprahyoid muscles in healthy adults：A preliminary research. *Dysphagia*, **35**：636-642, 2020.

18) Park JS, et al：Effects of expiratory muscle strength training on oropharyngeal dysphagia in subacute stroke patients：A randomised controlled trial. *J Oral Rehabil*, **43**：364-372, 2016.

19) 南都智紀ほか：ばねばかりを用いた簡易な舌-口蓋接触トレーニングの開発―ばねばかりによる牽引負荷が舌圧に与える影響. 言語聴覚研究，**15**：62-70，2018.

20) 堀川康平ほか：若年健常者に対する吊り下げはかりを用いた舌-口蓋接触トレーニングの効果―舌運動機能計測での検証. 言語聴覚研究，**17**：146-153，2020.

MB Med Reha **No.259**：25-30, 2021

特集／次の一手！摂食嚥下障害訓練に困ったときのワザ

舌骨・喉頭領域への次の一手！
：舌骨喉頭領域に対する神経筋電気刺激

永見慎輔[*1]　中村克哉[*2]

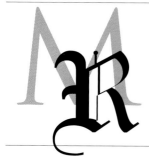

Abstract　舌骨喉頭領域への神経筋電気刺激療法が国内外で普及しつつある．神経筋電気刺激療法(NMES)は様々なタイプの嚥下障害に有効であると国際的に認知されており，臨床での使用が広く推進されている．この方法は，筋力増強を目的として実施するが，電極の貼付位置，刺激周波数，持続時間，刺激強度が筋収縮に関連する因子として存在する．NMESの多くの報告が，脳血管障害を対象としており，エビデンスが集積されている．

さらに，干渉波を用いた経皮的電気刺激療法(IFC-TESS)が急速に広まっている．近年，前頚部からの深部刺激が可能な装置が開発され，咽頭や喉頭の感覚にアプローチすることが可能となった．皮膚の痛みや筋収縮による不快感を生じさせず，咽頭期嚥下障害と咳嗽反射の潜時を改善させる可能性が示唆されている．

神経筋電気刺激療法は，摂食嚥下リハビリテーションの次の一手となり得るため，適応を検討しつつ積極的な使用が望まれる．

Key words　摂食嚥下障害(dysphagia)，電気刺激療法(NMES)，経皮的電気刺激療法(IFC-TESS)

はじめに

近年，我が国の摂食嚥下リハビリテーションにおいて，神経筋電気刺激療法が脚光を浴びている．国際的な動向として，米国では神経筋電気刺激療法(neuromuscular electrical stimulation：NMES)が様々なタイプの摂食嚥下障害に有効であると認知されており，臨床で広く使用されている．また，NICE(National Institute for Health and Care Excellence)によって，摂食嚥下障害におけるNMESの診療ガイドラインが設けられている〔https://www.nice.org.uk/guidance/ipg634〕．本ガイドラインでは，脳卒中患者にNMESを適用すると，潜在的な利益がある可能性があると記載されている．我が国ではガイドラインなどは設けられていないが，国際動向も踏まえつつ，使用方法と適応を理解したうえで導入することが望まれる．

まず，米国と我が国において広く使用されてきた装置として，Vital Stim® Plus(**図1**)がある．本製品はアメリカ食品医薬局(Food and Drug Administration：FDA)に認可されている製品であり，我が国の摂食嚥下障害診療でも広く用いられている．sEMG(表面筋電位)が搭載されており，筋の機能などを客観的に評価できるのが特徴である．萎縮筋の筋力増強に対応したプロトコルに加え，パラメーターを自由に設定できるカスタムプロトコルも搭載されている．次に，イトーpostim®(**図2**)というNMESデバイスが普及しつつある．本装置では，Ampcare社によって開発さ

[*1] Shinsuke NAGAMI, 〒701-0193 岡山県倉敷市松島288　川崎医療福祉大学リハビリテーション学部言語聴覚療法学科，講師
[*2] Katsuya NAKAMURA, 同大学大学院医療技術学研究科感覚矯正学専攻

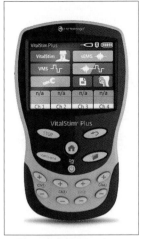

図 1. NMESデバイス：
Vital Stim® Plus

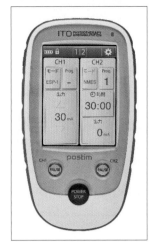

図 2. NMESデバイス：
イトー postim®

れた，実用的嚥下プロトコル（Ampcare effective swallowing protocol；Ampcare ESP™）に基づいた介入が推奨されている．Ampcare ESP™を用いた脳血管障害患者への介入では FOIS（Functional Oral Intake Scale），PAS（Penetration Aspiration Scale），SWAL-QOL の改善が報告されている[1)2)]．NMES デバイスは，多数の製品が販売されているが，製品によって電極の配置位置や，効果，適応は異なるため，機器の特性と使用時のプロトコルを理解したうえで用いることが重要である．

その他の電気刺激療法として，我が国では経皮的干渉波電気刺激療法（interferential current transcutaneous electrical sensory stimulation；IFC-TESS）の普及が進んでいる．本稿では，NMES と IFC-TESS について概説し，舌骨喉頭領域に対する電気刺激療法の一端を示す．

NMES のメカニズムと使用方法

1．NMES を使用する意義

NMES によって舌骨筋群の筋力増強を促し，嚥下機能の改善をはかることを目的としている．嚥下運動の際に喉頭挙上と下降に関与する筋群には，舌骨上筋群（顎舌骨筋，顎二腹筋，茎突舌骨筋，オトガイ舌骨筋）と舌骨下筋群（甲状舌骨筋，肩甲舌骨筋，胸骨舌骨筋，胸骨甲状筋）がある．いずれも複数の筋の総称であり，「舌骨」という下顎

骨と喉頭との間にある小骨の移動に関与する．舌骨上筋群は，主に舌骨を挙上する働きを担い，舌骨下筋群は主に舌骨を引き下げる役割を有している．また，双方の筋群におけるバランスは嚥下運動において重要な働きを担っている．電極の貼付方法，刺激周波数，持続時間，刺激強度によって，その効果は様々な見解がある．

2．NMES の電極の貼付位置

電極位置は，NMES を行ううえで重要な側面である．舌骨喉頭領域に対する NMES は，舌骨喉頭複合体をターゲットとした電極配置が広く知られている．一般的に広く用いられている電極の配置は，(a)舌骨上筋群に水平に貼付する場合，(b)舌骨下筋群に水平に貼付する場合，(c)両者のどちらにも貼付（一側のみに貼付する場合も含む）する場合がある（**図 3**）．電極の貼付方法によって効果は様々な見解がある．また，製品によって，電極のサイズや配置される範囲が異なるため，製品の特性を理解したうえで電極配置を行うべきである．

具体的には，舌骨上筋群への NMES は舌骨の前方への可動域を直接的に増大させることが期待される．Shaker 法や，CTAR（chin tuck against resistance）[3)]のような舌骨上筋群をターゲットとした間接訓練と併用することで，効率的に筋力を向上させることが期待できる．一方，舌骨上筋群の筋力強化を目的とした NMES では舌骨下筋群に電極が配置されることがある．舌骨下筋群の

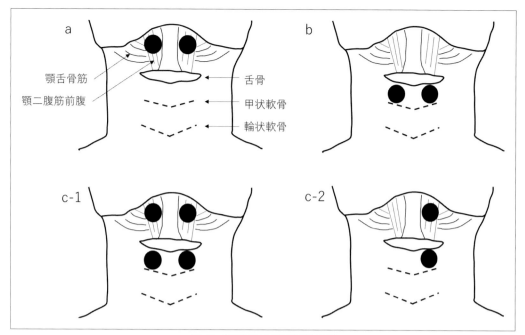

図 3．NMES の電極位置の例

a：左右の舌骨上筋群に貼付する場合
b：左右の舌骨下筋群に貼付する場合
c-1：舌骨上筋群と舌骨下筋群のどちらにも貼付する場合
c-2：舌骨上筋群と舌骨下筋群の一側のみ貼付する場合

NMES と嚥下運動と併用することで，舌骨の上方への移動に対する抵抗を生じさせ，その結果として舌骨上筋群の強化を促す．Park らは舌骨下筋群への NMES と努力嚥下の組み合わせは，喉頭挙上の改善に有効な訓練法であると報告している[4]．しかしながら，舌骨下筋群への NMES は舌骨と喉頭を引き下げ，さらに最大挙上を低下させるため，誤嚥を伴う嚥下障害患者においては危険性を伴うことが示唆されている．

3．NMES によって筋収縮を引き起こす刺激周波数と持続時間

前頚部の皮膚に貼った電極間に流れる低周波直流電流で運動神経を刺激し，筋肉を収縮させる．通常の嚥下運動では，遅筋（type Ⅰ）線維から収縮するが，NMES を用いると，速筋（type Ⅱ）線維から収縮が誘発される．嚥下運動に関与する舌骨喉頭領域の多くの筋が速筋成分であり，NMES を用いることで生理的な収縮を引き起こすことが有用と考えられている．

NMES によって引き起こされる筋収縮の強さは，刺激周波数および持続時間，刺激強度が関連

している．NMES で最適な筋収縮を誘発させる周波数は，50〜100 Hz であると報告されている[5]．40〜50 Hz 以下の低い周波数では，遅筋（type Ⅰ）線維の収縮が誘発され，筋疲労が引き起こされにくいのである．一方で，60 Hz 以上の高い周波数になると速筋（type Ⅱ）線維の収縮が誘発され，筋疲労を引き起こしやすくなることが知られている[6]．筋疲労を考慮したうえで速筋線維を活性化させることが重要である．

さらに，NMES に関する先行研究では，700 μs の比較的短い持続時間が適用されることが多い．Grill らは，持続時間が短ければ短いほど，筋肉の反応を得るためには刺激の強度が強くなければならないと報告している[7]．すなわち，持続時間は，加えられた刺激の特異性に反比例するという特徴があり，質の高い筋収縮を誘発させるために，周波数と強度との適切な組み合わせが必要である．

4．NMES の刺激時間，刺激強度

また，NMES の刺激時間は 20〜30 分の適用時間が推奨されている．先行研究では，20〜60 分の範囲であったが，最も高頻度に用いられている通

電時間は 30 分であった. また, NMES の使用は 1 日 1 回で短時間の適用であっても効果が得られたと報告されており, 20〜30 分の刺激時間が推奨されている[8].

舌骨上下筋群に対する NMES は, 一般的に筋収縮を誘発する運動閾値と感覚経路を刺激する感覚閾値の 2 つの目的で用いられる. 運動閾値での NMES は筋収縮が起きるまで電流の強度を増加させる. 最適な筋収縮を誘発させるためには, 前述した高い周波数に加えて可能な限り高い強度の刺激を用いることが推奨される[9]. NMES によって引き起こされる筋収縮は, 神経支配筋を強化し, 横紋筋の筋萎縮を予防する可能性が示唆されている[10]〜[12]. したがって, ベッドサイドでも簡易的に適用できる訓練法であり, 重度摂食嚥下障害患者における筋力強化や廃用症候群の予防が期待される. しかしながら, 高い強度の刺激を用いると, より激しい筋収縮が生じるため, 筋疲労や皮膚の痛みなど患者の不快さに影響する可能性があることを十分に考慮しておかなければならない. 感覚閾値の NMES は, 患者が皮膚に感覚を感じる最低の電流レベルとして同定される[13]. 慢性期咽頭期嚥下障害を対象とした研究では, 感覚閾値で NMES を行いながら嚥下させると, 誤嚥頻度と喉頭侵入が減少したと報告しており, 感覚閾値での NMES が有効であることが報告されている[14].

5. 脳血管障害およびパーキンソン病患者に伴う NMES

様々な疾患を対象としたメタアナリシスによって NMES が有効な摂食嚥下リハビリテーションの手段であることが示されている[15]. なかでも, 脳血管障害は摂食嚥下障害の最も一般的な原因の 1 つであり, 脳血管障害患者を対象に NMES の有効性を検証した研究が散見される. 先行研究では, NMES を用いたアプローチが口腔および咽頭通過時間の短縮, 喉頭侵入および誤嚥の軽減, 舌骨の可動性の改善, 経口摂取量および QOL の改善に寄与したと報告されている[2][4][16][17].

パーキンソン病による咽頭期嚥下障害に対して

も NMES が広く適用されている. パーキンソン病の摂食嚥下障害に対する有効な治療法として, 薬物療法が知られている. Park らの研究では舌骨下筋群への NMES と努力嚥下の併用は, 舌骨運動を改善させ, また, Baijens らは, パーキンソン病の咽頭期嚥下障害患者における舌骨上筋群への NMES は, 従来の摂食嚥下リハビリテーションと比較して摂食嚥下機能の改善に統計的な有意差を認めなかったと報告している[18][19]. 現在, パーキンソン病患者に対する NMES の治療効果は十分なエビデンスが得られておらず, さらなる検証が必要である. 現在, 頭頸部がんの放射線照射後の患者において NMES は有益でないことが示唆されている[20].

IFC-TESS の使用方法と有用性について

我が国では, IFC-TESS 装置である Gentle Stim®(図 4, 5)が開発され, 急速に普及が進んでいる. NMES では筋力増強が目的であったことに対し, IFC-TESS 装置は感覚神経の刺激をターゲットとしており, 嚥下反射誘発を促すことが明らかになっている. そのため, NMES と IFC-TESS では適応患者と使用目的が全く異なる. 感覚神経を刺激するためには, 前頸部に張り付けた電極から深部刺激を行う必要があるため, 特殊な刺激方法が必要となる. IFC-TESS 装置では, 2 種類の電極を使用し, 2 組の電極から周波数の異なる 2 つの正弦波(2,000 Hz と 2,050 Hz を干渉させ 50 Hz の干渉波となる)を生体内で干渉させることによって, 深部刺激を行っている. 筋力増強を目的とした NMES では, 皮膚の痛みや筋収縮による不快感が発生するが, IFC-TESS では筋収縮が起こらないため痛みや不快感は少ない. 加えて, 我々は IFC-TESS 装置の深部刺激が臨床使用において安全性が保たれていることを報告しており, NMES と異なる有害事象は報告されていない[21].

健常者に IFC-TESS を適用したところ, 感覚刺激によって嚥下中および嚥下潜時が短縮されるこ

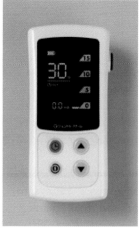

図 4. TESS デバイス：
Gentle Stim®

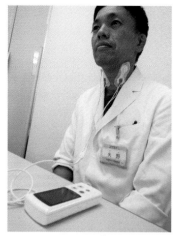

図 5. Gentle Stim® の電極配置
（撮影協力：矢野実郎先生
川崎医療福祉大学）

とが明らかになっている[22]．摂食嚥下障害患者では，Maeda らは，ランダム化比較試験で摂食嚥下障害のリハビリテーションが処方された患者に対して，頚部干渉波刺激を 3 週間行い，2 週間で咳潜時時間，3 週間で経口による栄養摂取量が改善したと報告している[23]．さらに，Umezaki らは動物実験によって，IFC-TESS が SLN（上喉頭神経）を刺激して嚥下潜時を変化させることを検証しており，嚥下惹起性を改善する可能性があることが示されている[24]．

まとめ

舌骨喉頭領域における NMES と IFC-TESS の使用方法およびメカニズムを概説した．神経筋電気刺激療法は，通常の摂食嚥下リハビリテーションに加えるべき一手となり得るため，適応を検討しつつ積極的な使用が望まれる．

文 献

1) Martindale N, et al：Neuromuscular Electrical Stimulation Plus Rehabilitative Exercise as a Treatment for Dysphagia in Stroke and Non-Stroke Patients in an NHS Setting：Feasibility and Outcomes. *Geriatrics*（Basel），4(4)：53, 2019.

2) Sproson L, et al：Combined electrical stimulation and exercise for swallow rehabilitation post-stroke：a pilot randomized control trial. *Int J Lang Commun Disord*, 53(2)：405-417, 2018.

3) Yoon WL, et al：Chin tuck against resistance

(CTAR)：new method for enhancing suprahyoid muscle activity using a Shaker-type exercise. *Dysphagia*, 29(2)：243-248, 2014.

4) Park JW, et al：Effortful swallowing training combined with electrical stimulation in post-stroke dysphagia：a randomized controlled study. *Dysphagia*, 27(4)：521-527, 2012.

5) Vanderthommen M, et al：Electrical stimulation as a modality to improve performance of the neuromuscular system. *Exerc Sport Sci Rev*, 35：180-185, 2007.

6) Vromans M, et al：Functional electrical stimulation-induced muscular fatigue：Effect of fiber composition and stimulation frequency on rate of fatigue development. *J Electromyogr Kinesiol*, 38：67-72, 2018.

7) Grill WM Jr, Mortimer JT：The effect of stimulus pulse duration on selectivity of neural stimulation. *IEEE Trans Biomed Eng*, 43：161-166, 1996.

8) Lake DA, et al：Neuromuscular electrical stimulation. An overview and its application in the treatment of sports injuries. *Sports Med*, 13：320-336, 1992.

9) Clark H, et al：Evidence-based systematic review：effects of neuromuscular electrical stimulation on swallowing and neural activation. *Am J Speech Lang Pathol*, 18(4)：361-375, 2009.

10) Freed ML, et al：Chatburn, and M. Christian, "Electrical Stimulation for swallowing disorders caused by stroke", *Respiratory Care*, 46(5)：466-474, 2001.

11) Blumenfeld L, et al：Transcutaneous electrical

stimulation versus traditional dysphagia therapy : a nonconcurrent cohort study. *Otolaryngology : Head and Neck Surgery*, **135**(5) : 754-757, 2006.

12) Gordon T, Mao J : Muscle atrophy and procedures for training after spinal cord injury. *Physical Therapy*, **74**(1) : 50-60, 1994.

13) Lim KB, et al : Neuromuscular electrical and thermal-tactile stimulation for dysphagia caused by stroke : a randomized controlled trial. *J Rehabil Med*, **41**(3) : 174-178, 2009.

14) Ludlow CL, et al : Effects of surface electrical stimulation both at rest and during swallowing in chronic pharyngeal dysphagia. *Dysphagia*, **22**(1) : 1-10, 2007.

15) Carnaby-Mann GD, Crary MA : Examining the evidence on neuromuscular electrical stimulation for swallowing : a meta-analysis. *Arch Otolaryngol Head Neck Surg*, **133**(6) : 564-571, 2007.
Summary NMES が有効な摂食嚥下リハビリテーションの手段であることが示されている.

16) Konecny P, Elfmark M : Electrical stimulation of hyoid muscles in post-stroke dysphagia. *Biomed Pap Med Fac Univ Palacky Olomouc Czech Repub*, **162**(1) : 40-42, 2018.

17) Nam HS, et al : Kinematic effects of hyolaryngeal electrical stimulation therapy on hyoid excursion and laryngeal elevation. *Dysphagia*, **28**(4) : 548-556, 2013.

18) Park JS, et al : Effects of neuromuscular electrical stimulation in patients with Parkinson's disease and dysphagia : a randomized, single-blind, placebo-controlled trial. *Neuro Rehabil*, **42**(4) : 457-463, 2018.

19) Baijens LW, et al : Surface electrical stimulation in dysphagic Parkinson patients : A randomized clinical trial. *Laryngoscope*, **123**(11) : E38-44, 2013.

20) Langmore SE, et al : Efficacy of electrical stimulation and exercise for dysphagia in patients with head and neck cancer : A randomized clinical trial. *Head Neck*, **38**(Suppl 1) : E1221-1231, 2016. doi : 10.1002/hed. 24197

21) Nagami S, et al : Safety of transcutaneous electrical sensory stimulation of the neck in terms of vital parameters in dysphagia rehabilitation. *Sci Rep*, **9**(1) : 13481, 2019.

22) Furuta T, et al : Interferential Electric Stimulation Applied to the Neck Increases Swallowing Frequency. *Dysphagia*, **27** : 94-100, 2012.

23) Maeda K, et al : Interferential current sensory stimulation, through the neck skin, improves airway defense and oral nutrition intake in patients with dysphagia : a double-blind randomized controlled trial. *Clin Interv Aging*, **12** : 1879-1886, 2017.

24) Umezaki T, et al : Supportive effect of interferential current stimulation on susceptibility of swallowing in guinea pigs. *Exp Brain Res*, **236**(10) : 2661-2676, 2018. doi : 10.1007/s00221-018-5325-0
Summary モルモットにて IFC-TESS が嚥下の CPG(central pattern generator)に影響を与えることを示した重要論文である.

MB Med Reha **No.259** : 31-37, 2021

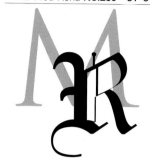

特集／次の一手！摂食嚥下障害訓練に困ったときのワザ

姿勢保持不良への次の一手！
：嚥下筋の筋活動を低下させる姿勢の問題とその調整

久保高明[*1]　高島　利[*2]　爲近岳夫[*3]　古閑公治[*4]
大塚裕一[*5]　宮本恵美[*6]　船越和美[*7]　宮本　明[*8]

Abstract　食事の際に，姿勢が不安定であったり，体幹や頚部の角度が正しくしない場合は，咀嚼や嚥下機能に問題が出やすい．

摂食嚥下の臨床では，脳血管障害やパーキンソン病などの疾患や加齢による脊柱アライメントの退行変化など，様々な対象者の食事姿勢パターンへの対応が求められる．

本稿では，頚部や体幹の角度をはじめとする身体（内的）要因と，テーブルや座面といった環境（外的）要因などが，咀嚼や嚥下機能に及ぼす影響とその評価方法，対処方法について述べている．我々は地球上で，重力の影響を受けながら，食事時に座位を保つ必要性があることからも，物理的（力学的）基礎からしっかりと理解をしていただくことで，現場で正しい臨床推論ができ，かつ対応でき得る応用力につなげていただきたい．

Key words　座位（sitting position），力学的安定（mechanical stability），身体要因（physical factors），環境要因（environmental factors）

はじめに

臨床においては，食事姿勢，特に，不良姿勢が摂食や嚥下を阻害することが多く[1][2]，田村らは，中途障害者を含む在宅高齢者の摂食状態について機能評価などを行い，摂食時にむせがある者の6〜7割は，姿勢の不安定や体幹・頚部角度の不適がみられたと報告している[3]．

摂食嚥下リハビリテーションの対象者は，加齢変化や疾患，廃用症候群などの内因に，テーブルや椅子などの外因（環境）が加わることで，姿勢のバリエーションが多く存在するが，本稿においては，姿勢の物理的な基礎から理解していただくことで，食事時の姿勢から，それが咀嚼や嚥下に及ぼす影響の予測，原因の追究，対処方法の立案と実施を行える応用能力につなげられるものと考える．

姿勢に関する物理的（力学的）基礎

ヒトは，座位の際は，重力に抗して，その姿勢を保持するために力学的に安定しないといけない．身体が安定する影響として，① 支持基底面

[*1] Takaaki KUBO，〒861-5598 熊本県熊本市北区和泉町325　熊本保健科学大学保健科学部リハビリテーション学科理学療法学専攻，教授
[*2] Toru TAKASHIMA，同大学保健科学部看護学科，講師
[*3] Takeo TAMECHIKA，同大学保健科学部リハビリテーション学科生活機能療法学専攻，講師
[*4] Hiroharu KOGA，同大学保健科学部医学検査学科，教授
[*5] Yuichi OTSUKA，同大学保健科学部リハビリテーション学科言語聴覚学専攻，教授
[*6] Megumi MIYAMOTO，同，准教授
[*7] Kazumi FUNAKOSHI，同大学保健科学部看護学科，准教授
[*8] Akira MIYAMOTO，神戸国際大学リハビリテーション学部理学療法学科，准教授

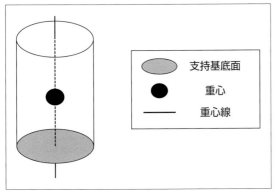

図 1. 力学的安定に関連する要因

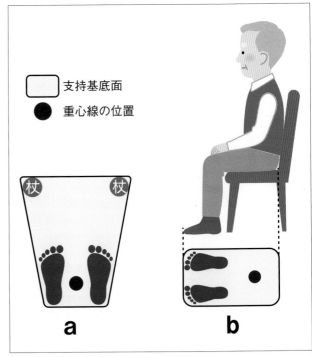

図 2.

(base of support)が広いこと，② 重心線(line of center of gravity)が支持基底面の中心付近に位置することなどが挙げられる.

　ここで支持基底面とは，円柱を床に立てた場合に，床に接している円柱の底面積の部分であり，重心線とは物体の質量の中心(重心)を通る垂線である(**図 1**).例えば，円柱が傾き，重心線が支持基底面より外に出ると円柱が倒れるが，支持基底面が狭いと，より円柱が倒れやすくなることは容易に想像できるであろう.

　ヒトが立位を取っているところを水平面(頭の上から見た面)で観察すると，支持基底面は足底とその間を囲む領域となる.例えば，片手に杖を持たせると支持基底面は両足底と杖先を囲む範囲となり，両手に杖を持たせると**図 2-a** のように両足部と両方の杖先を囲んだエリアがすべて支持基底面となるため，重心が支持基底面をはみ出ることが少なくなる.立位や歩行のバランスが悪い患者には，その程度に合わせて杖やその本数を調整することでバランスの安定化をはかっている.ちなみに，**図 2-b** は座位を取っている場合の支持基底面を表しているが，両方の足部が床に接していることで，支持基底面が広くなる.

身体や環境が姿勢保持に及ぼす影響

　ヒトの椅子上での静的座位は矢状面(側方から見た面)では，解剖学的には，坐骨が椅子に接していることとなる.坐骨(骨盤)は逆三角形に近い形をしており，椅子に接する部分の面積が狭いことから，力学的には不安定で，体幹が前後に動揺しやすい.

　また，静的座位は前額面(前方から見た面)では，両方の坐骨が椅子に接してはいるものの，座面の硬さや体幹筋力などの影響により体幹が左右に動揺する可能性がある.

静的なバランスと動的なバランス

　ヒトはビルなどの建築物とは異なり，座位で正中位を取る場合は，体が倒れないように力学的安定性を確保し，重心が支持基底面内から出ないようにしながら，その範囲内で重心を動かすことができる動的なバランス能力も必要である.特に食事の際は，上肢が器に届きにくい場合や口元を器やスプーンに近づけるために体幹を前屈したりするための重心移動ができる動的(機能的)バランス能力が求められる.

嚥下筋に及ぼす姿勢の影響

1. 頭部の正中位保持の可否が嚥下筋に及ぼす影響

　重力に逆らい座位姿勢を保つために働く筋を抗重力筋といい，立位の場合だと腹筋群や脊柱起立筋群，大殿筋などがそれに該当するが，5 kg ほどの重さの頭部を正中位に保つために，脊柱起立筋

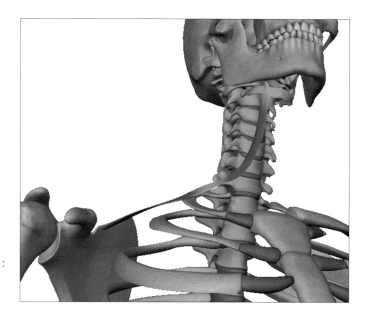

図 3.
肩甲舌骨筋
(CGで見る筋肉図典 筋ナビ プレミアム版：
ラウンドフラット社より)

群の他に，頚部前面にある舌骨上下筋群も関与するが，特に，頭部が後方に傾いた場合に頭部を屈曲し正中位に戻す役割がある．

舌骨下筋群の作用は，① 開口時の下顎下制，② 咬合位での頭部屈曲，そして，③ 嚥下運動における舌骨上筋群収縮(喉頭挙上)時の弛緩である．内田らは，片麻痺者について，頭部が正中位を保持している状態から不良姿勢下(姿勢調節障害を頭部で代償する状況下)に置かれると，嚥下時の顎二腹筋などの舌骨上下筋群の活動性が低下すること，さらに，失調症患者については，不安定な姿勢では嚥下関連筋が姿勢保持筋として作用することを報告している[4)5)]．

2．頚部の角度変化が嚥下筋に及ぼす影響

頚部伸展位では，嚥下時の甲状軟骨の全移動時間や舌骨上筋群の活動時間が延長し，嚥下運動が阻害される[6)7)]．また，頚部伸展により，舌根部は主にオトガイ舌筋，舌骨舌筋の伸張により引き下げられ，舌と軟口蓋の閉鎖が不十分になる[8)]．

3．体幹下肢が嚥下筋に及ぼす影響

大腿後面のハムストリングスが短縮すると，椅子座位で足底接地したり，車椅子座位でフットプレートに足部を載せたりする際に膝関節を伸展することで，骨盤が後傾し，体幹が後方に倒れやすくなる．さらに骨盤の後傾は，殿部の前ずりを起こしやすくなる．その姿勢により，頭部や頚部が

伸展位になった場合は，前述の通り嚥下運動に影響を及ぼすこととなる．

また，高齢者に多くみられる円背位になると，頭部前方位を取ることがあるが，舌骨上下筋群から下顎までの全体が下方後方に引かれることで相対的に喉頭の位置が下降し，嚥下運動が阻害される．

4．肩甲帯の位置変化が嚥下筋に及ぼす影響

舌骨と肩甲骨とに付着する肩甲舌骨筋(図3)は，肩甲骨の位置が変化すると，舌骨を介して舌骨上筋群の活動に影響を及ぼす可能性がある．

臨床では食事の際に前腕を机や車椅子のアームレストに置いたりすることがあるが，これは前額面でみた場合に，肩甲骨の高さが下がる(舌骨の位置が下がる)ことを防ぐためでもある．

鈴木らは，机上に前腕を置いた場合と置かない場合による嚥下筋に及ぼす影響に関する検討で，両者では舌骨上筋群の筋活動が異なることを報告している[9)]．また，高齢者で嚥下障害のある群と健常群とで比較すると，肩甲帯のリトラクト(肩甲骨前傾角の減少)は前者に有意であるとの報告がある[10)]が，これは，肩甲帯の後方への位置変化が嚥下障害につながっていることを示唆している．

5．外的環境が嚥下筋に及ぼす影響

森らは，頚部筋などに過緊張がみられる脳梗塞などの患者について徒手的に過緊張を軽減した後

に，柔らかすぎるエアマットや身体に適応しない車椅子を使用すると，支持面に身体を定位できず，徒手的治療の効果が持続できなかったことを報告している[11].

姿勢と呼吸，疲労，嚥下との関係

臥床による廃用症候群では，筋骨格系や循環系，そして呼吸器系などの変調により，呼吸困難感を発生させ，易疲労傾向にもつながる[12]. 特に，普段臥床時間が長い場合，食事をするために頭部体幹を起こすだけでも疲労するが，食事時間中はずっと脊柱起立筋群などの抗重力筋活動を持続することで疲労はさらに増す.

安静呼吸から努力性呼吸に代わることで，斜角筋や胸鎖乳突筋，体幹筋などの姿勢制御を担う筋（姿勢筋）が換気運動に関与する呼吸筋となるため[13]，その代償として嚥下筋が姿勢筋となる. 松本らは，ギャッジアップ座位でずり下がり姿勢になることで呼吸筋の過剰な筋活動を起こし，呼吸運動における分時換気量の増大に伴いエネルギー消費も増加すると報告している[14].

体重50 kgのヒトでは，一側上肢の重さは約2.5 kgであるが，自力摂取での食事は，重力に抗して上肢を持ち上げる動作を，食事時間中ずっと続けることとなる. すなわち，筋力だけでなく，筋持久力（耐久性）も求められる. 食事動作時の利き手の肩関節外転の可動域は，お箸の把持時と比べ，スプーンの橈側握りのほうが大きい[15]が，スプーン使用者は，お箸のときよりも，より上肢を持ち上げ続けるだけの筋力などが必要である. そして，筋力などが低下すると，上肢の挙げにくさを代償するために体幹を動かす分，エネルギー消費が増すこととなる.

環境が咀嚼・嚥下に及ぼす影響

誤嚥は，咀嚼により食塊形成が上手くいかないことも一因である[16]. ヒトは，自力摂取の際には，本人に適した一口量を摂り込むが，トレイの位置が本人から離れすぎていたり，トレイの位置が高かったりといった，トレイと本人との位置関係が不適切である場合に，一口量が変わることで，咀嚼やひいては嚥下にまで影響することがある. 本人からトレイが離れている場合に，上肢のリーチ動作の際に体幹の前屈が伴えば良いが，体幹機能が低下してリーチが難しい場合や，逆にトレイが本人に近づきすぎて，器から食事をすくうための肘関節の過度の屈曲が必要となる場合は，それぞれ一口量に影響が出かねない.

また，スプーンなどを口に近づけることが難しいと，上肢ではなく口（頭部）をスプーンなどに近づけるいわゆる頭部前方位になり，嚥下運動が阻害されることもある.

姿勢などの評価方法

1．観察（視診）

①姿勢の安定度，②体幹の角度（正中位，側方傾斜，前傾位），③頭頸部の角度（正中位，後傾，前傾，側方傾斜），④トレイの高さ（適当，高すぎる，低すぎる），⑤トレイとの距離（適当，遠すぎる，近すぎる）を観察する[3]. 体幹機能については Stroke Impairment Assessment Set（SIAS）の(8)垂直性や(9)腹筋の項目[17]に置き換えても良いと考える. 骨盤が後傾すると体幹は後傾するか，脊柱を曲げ，体幹前屈位になることが多い. また，足底が浮いていないか，足底が台の上に置いていたとしても，膝の高さが過剰となり，体幹が後方に倒れそうになっていないかどうか，殿部の前ずりが起きていないかなども確認する必要がある.

2．座位バランス（姿勢反射）

前後左右への外乱を加えた際に，頭部や体幹を正中位に戻す動きをみる.

3．関節可動域

ハムストリングスの短縮は，背臥位で膝関節が伸展できるか否か（伸展0°にならないか）を確認する.

4．筋力・筋持久力

食事の際に上肢を挙上（スプーン使用で肩関節外転約30°）できるか，さらに食事中に腕が下がら

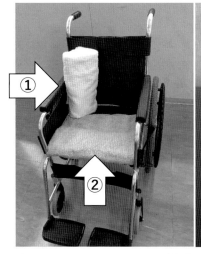 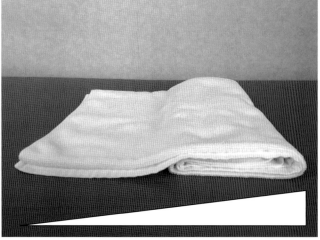

a | b

図 4. タオルの活用による対処法(例)

a：① 右側方傾斜への対処，② 殿部前ずれへの対処

b：楔状タオル

(文献 18 を参考に筆者撮影)

ないか否か(筋持久力)を確認すべきである(肩関節の可動域制限の有無の確認も必要である).

対処方法

1．座位が不安定な場合

1）疲労，抗重力筋の筋力低下に対して

呼吸機能を含めた座位の耐久性を獲得することや，座位保持するための筋力向上が必要である．そして，足部や座面を調整することで姿勢保持が容易となる．体側面にタオルやクッションを挟んで体幹を安定させる方法もある(図 4-a).

また，正中位を取るための座位耐久性の確保が難しい場合は，リクライニング位にするという考え方も必要である．

2）頚部体幹の筋緊張の左右差に対して

脳血管障害者など疾患によっては，正中位を保持しようと，より筋緊張の左右差が増すことがあるため，体側面にタオルやクッションを挟むこと(図 4-a)や座面の硬さを調整することで，体幹を正中位に保とうとするための余計な筋出力を減ずることができる[11].

そして，足部や座面を安定化させることも，大事である．

3）脊柱の側方アライメント不整(側方傾斜)に対して

脊柱の側弯や体幹筋の筋力低下による体幹の側方傾斜の場合は，体側面にタオルやクッションを挟むことで対処できる(図 4-a).

4）殿部の前ずりに対して

ベッド上の場合はリクライニング位にし，膝窩部そして足底面とベッドの足部側の壁との間にクッション(足底ベッド壁間クッション)を挟む，またはベッドの膝上げ機能と足底ベッド壁間クッションを組み合わせるという方法がある．

椅子座位の場合は，座面の滑りが減る(摩擦のある)クッションを敷いたり，膝窩部～大腿後面に楔状にしたタオル[18]を設置したりする(図 4-b).また，リクライニング式車椅子へ乗車し，リクライニング位を取らせ，かつ膝窩部～大腿後面に楔状にしたタオルの設置を行う(ティルト・リクライニング式車椅子の場合は背もたれと座面の角度を一緒に変えることができる).

また，ハムストリングスが短縮している場合は，関節可動域運動によりハムストリングスを伸張させる．

5）座位バランス(姿勢反射)の減弱に対して

座位の姿勢において体幹を前後左右に動かす外乱刺激を加え，それに対して頭部体幹を正中位に戻すことを指示する．最初は軽微な外乱とし，バランス能力に合わせて外乱刺激の程度を調整する．

2．頚部が伸展(後傾)している場合

頚部伸展が臥床に起因する場合は，なるべく離

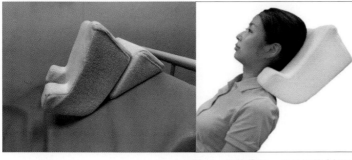
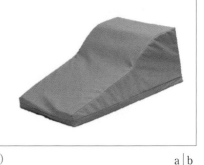

図 5．頚部伸展への対処枕（市販品）　　　　　　　　　　a｜b

a：らくちんゴッくん（株式会社松本義肢製作所）
b：エアジャスト・ポジショニングピロー（カレイド株式会社）

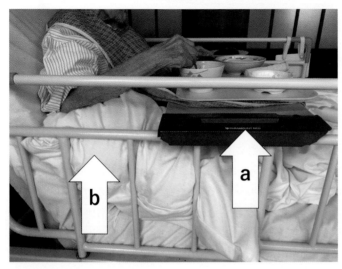

図 6．

臨床での食事姿勢対応例

　a：テーブルの高さを下げたトレイ位置
　　調整

　b：クッションによる肘の補高（体幹側方
　　傾斜防止も兼ねている）

床時間を増やす．頭部前方位にある場合は，リクライニング位にすることで頭部の位置を調整する．また，タオルやクッション，市販枕を活用した頚部伸展の予防（**図5**）や，後頚部筋ストレッチによる頚部角度の改善も行う．

3．頚部が屈曲（前傾）している場合

頚部や体幹の伸展に作用する脊柱起立筋の筋力強化をする．

円背の場合は，リクライニング位にしたり，殿部位置を若干前方にしたりすることで頭部の位置を調整する．背部とのすき間をクッションなどで埋める工夫も必要である．

4．上肢での食事摂り込みが不良な場合（一口量が合わない）

テーブルや椅子の高さの調整により，トレイとの位置関係を良好にする．例えば，医療用ベッド上で食事の際にオーバーテーブル自体が高すぎる

場合は，柵の2段目を活用する方法もある（**図6-a**）．

上肢の挙上に必要な，関節可動域や筋力などを改善することも必要であるが，クッションなどで肘の位置を補高することで食事時の上肢での食事摂り込みの操作性を維持向上させる方法もある（**図6-b**）．

謝　辞

本稿を終えるにあたり，写真の提供にご協力いただきました，医療法人幸知会　ありあけクリニック・介護医療院ありあけの皆さまに深く感謝申し上げます．

文　献

1）吉田　剛：中枢神経障害における座位姿勢と嚥下障害．理学療法学，**33**(4)：226-230，2006．
2）南谷さつき：嚥下と姿勢および呼吸の関係．理学

療法学, **41**(1)：34-39, 2014.

3) 田村文誉ほか：在宅高齢者および中途障害者のむせと姿勢との関連. 日摂食嚥下リハ会誌, **1**(1)：57-68, 1997.

4) 内田　学ほか：表面筋電図学的解析を用いた嚥下関連筋の機能評価. 第51回日本理学療法学術大会抄録集, 2016.

5) 内田　学ほか：脊髄小脳変性症患者の上肢・体幹に出現する運動失調と嚥下関連筋活動の関係. 第49回日本理学療法学術大会抄録集, 2014.

6) 乾　亮介ほか：頸部角度変化が嚥下時の嚥下筋および頸部筋の筋活動に与える影響. 日摂食嚥下リハ会誌, **16**(3)：269-275, 2012.

7) 水野智仁ほか：肩甲帯の位置変化が嚥下に与える影響. 第43回日本理学療法学術大会抄録集, 2008.

8) 小越千代子ほか：嚥下の姿勢による影響と評価について. 作業療法, **14**(3)：216-223, 1995.

9) 鈴木　哲ほか：嚥下時に前腕を置く机の高さが舌骨上筋群の筋活動に与える影響. 日摂食嚥下リハ会誌, **15**(1)：25-30, 2011.

10) 山本征孝ほか：頸部・肩甲帯の姿勢変化が嚥下機能に及ぼす影響〜誤嚥性肺炎の予防を目的とした嚥下補助装具の効果〜. 研究報告高齢社会デザイン(ASD), **3**(7)：1-5, 2015.

11) 森　憲一ほか：摂食・嚥下障害に対する理学療法—特に徒手的治療手技を試みた脳障害の2症例—. 日摂食嚥下リハ会誌, **7**(2)：151-158, 2003.
　　Summary　姿勢の運動学的解釈と環境適応という視点を持つことの必要性について触れている.

12) 補永　薫ほか：廃用症候群の息切れの機序とそれに対するリハビリテーション. リハ医, **54**(12)：957-960, 2017.

13) 山田拓実ほか：呼吸筋と姿勢制御筋. 呼と循, **48**(3)：231-237, 2000.

14) 松本浩実ほか：ギャッチアップ座位のずり下がり姿勢が呼吸筋活動とエネルギー消費に与える影響. 理療科, **23**(5)：659-663, 2008.

15) 長尾　徹ほか：箸またはスプーンを使用した食事動作における肩関節外転・肘関節屈曲・前腕回旋運動と動作時間の比較検討. 神戸大医保健紀, **17**：1-7, 2001.
　　Summary　食事動作において上肢の各関節に求められる角度を3次元動作解析したものである.

16) Feinberg MJ：Radiographic techniques and interpretation of abnormal swallowing in adult and elderly patients. *Dysphagia*, **8**(4)：356-358, 1993.

17) 園田　茂：脳卒中片麻痺患者の機能評価法Stroke Impairment Assessment Set(SIAS)の信頼性および妥当性の検討(2)—体幹, 高次脳機能, 感覚項目, 帰結予測—. リハ医, **32**(2)：123-132, 1995.

18) 内田　学：姿勢を意識した神経疾患患者の食べられるポジショニング, pp.10-15, メジカルビュー社, 2019.
　　Summary　タオルなどを使用した, 食事を容易にするためのポジショニング方法について, 様々な事例で紹介している.

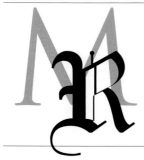

特集／次の一手！摂食嚥下障害訓練に困ったときのワザ

誤嚥物の喀出困難への次の一手！
：誤嚥性肺炎発症のリスクを下げるための呼吸理学療法

小泉千秋*

　Abstract　誤嚥性肺炎の発症機序には誤嚥以外にも様々な要因が考えられ，発症リスクを減らすための要因に介入することが必要になる．発症要因には特に喀出機能を代表とした気道防御機能や加齢に伴う身体機能低下が挙げられる．誤嚥性肺炎の対応は投薬治療を中心に行われているが，機能回復には呼吸機能を含めた全身の機能に対するリハビリテーションが必要と思われる．例えば，排痰促進のためのポジショニングや排痰手技の実施，廃用性機能低下に対する運動対応が挙げられる．また，誤嚥性肺炎の予防は，嚥下機能，呼吸機能，身体機能に幅広く対応していく必要がある．嚥下機能では食事への対応や残留物の対応，呼吸機能では気道防御機能向上のために呼気や吸気機能への対応，身体機能では日常生活での活動性維持や向上，栄養機能向上が挙げられる．

　Key words　誤嚥性肺炎(aspiration pneumonia)，呼吸理学療法(respiratory physiotherapy)，加齢(aging)，気道防御機能(airway defense function)，咳嗽反射(cough reflex)

はじめに

　近年，超高齢社会に伴い肺炎による死亡者数は増加している．その中でも，誤嚥性肺炎の割合は高齢者ほど高い傾向である[1]．一般的には，誤嚥性肺炎の発症は誤嚥などの嚥下機能障害に起因していると考えられ，誤嚥性肺炎は誤嚥の危険因子がある者に生じた肺炎とも定義されている[2]．しかし，誤嚥性肺炎の発症には誤嚥以外に多くの要因が考えられる．特に加齢に伴う身体機能低下の影響が背景に存在している可能性が高く，嚥下だけでなく全身の機能が関与している．また，誤嚥性肺炎症例は，低 ADL，低栄養，高齢の3つを伴うことが多く，高齢者の肺炎では発熱がなく，呼吸器症状の不明瞭な症例も多く，早期発見が困難な原因と考えられている[3]．

呼吸理学療法とは

　呼吸理学療法とは，呼吸障害の予防と治療のために適応される理学療法の手段と定義されている[4]．呼吸理学療法の中では，肺炎に対する排痰訓練が特化して行われてきた歴史的経緯がある．現在は呼吸機能を含めた全身機能改善を目指した呼吸リハビリテーションとして考えられている．呼吸リハビリテーションとは継続的な支援により包括的に行われるチーム医療といわれている．

呼吸と嚥下の関連性

　解剖学的に呼吸と嚥下は口腔や咽頭を共有している．通常は口腔や鼻腔で呼吸が行われている．食塊の取り込みや咀嚼時には鼻呼吸に切り替わり，嚥下反射時には一時的に呼吸を休止する．このように呼吸と嚥下は協調的に働いているため，

* Chiaki KOIZUMI，〒243-0121 神奈川県厚木市七沢516　神奈川リハビリテーション病院理学療法科

嚥下機能低下によるリスクは呼吸にかかわる場合が多い.

誤嚥性肺炎の発症のリスク

誤嚥性肺炎の発症機序には様々な要因が考えられ,誤嚥の状況と肺炎の発症には必ずしも一定の関係性があるとはいえない.そのため,誤嚥性肺炎の発症リスクを減らすためには,誤嚥を防ぎ嚥下機能自体の改善をはかることに付け加え,誤嚥性肺炎の発症に影響を及ぼす要因に介入しリスクを減らすことが必要になる.成人肺炎診療ガイドライン(2017年度)では,誤嚥性肺炎の発症リスクとして,喀出能低下,気道クリアランス低下,免疫能低下が挙げられている.

最も重要な要因の1つに,気道防御機能が挙げられる.生体には様々な気道防御機能が備わり,気道への異物の侵入を予防し,侵入した際に異物を喀出し,感染を予防する働きを行う.高齢者の気道は易感染状況といわれているが[5],誤嚥した場合でも気道防御機能が働けば誤嚥性肺炎の発症のリスクを下げることが可能である.

気道防御機能には,咳嗽に代表されるような反射機能,気管の線毛運動,免疫機能など様々な機能が備わっている[6)7].気道のクリアランスにかかわる因子としては,重力,換気量,分泌物の粘性,線毛運動が挙げられる[8].嚥下反射も咽頭のクリアランスの点から,気道防御機能と考えられる(図1).例えば,通常の嚥下時,無自覚に複数回の嚥下を繰り返すことにより咽頭のクリアランスをはかっている.

代表的な気道防御機能には咳嗽のような喀出機能が挙げられる.咳嗽とは,貯留した分泌物や異物を気道外に排除するための生体防御反応である.咳嗽反射と嚥下反射は同じ内因性神経伝達物質を司るため相関が認められており[9],嚥下障害がある場合は喀出機能にも影響を及ぼす可能性が考えられる.反射機能は加齢により影響を受けないといわれているが,実際は咳嗽の強さや程度は胸郭の可動性や緊張状況,筋力などによる影響を

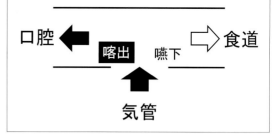

図 1. 咽頭クリアランス模式図

受けることが考えられる[5].加齢による呼吸機能の変化は,肺のコンプライアンスの増加や呼吸筋張力の低下による呼気流速の低下に関与し,喀出機能の低下につながっている.また,呼吸筋力を反映する最大吸気圧も70〜80歳代は30歳代の6〜7割程度といわれている[10].咳嗽により喀出できる部位は第4〜5分岐部の気管支レベルまでで,それ以外の喀出を促すには線毛機能や換気機能など様々な機能を働かせる必要がある.

免疫にかかわるリスクとしては,宿主と病原体の関係性が考えられ,宿主の状況と病原体の程度により発症リスクは異なる[11].宿主の状況には栄養が大きく影響を及ぼしている.栄養は身体活動を維持していくだけでなく,免疫機能とも関連しており,低栄養状況は易感染状況と考えられる.

呼吸や気道防御機能以外にも,加齢による身体機能低下の影響が挙げられる.フレイルやサルコペニアのような筋力や筋肉量減少は起居・移乗動作だけでなく,嚥下機能に影響を及ぼしている.サルコペニアの摂食嚥下障害とは,嚥下筋だけでなく全身のサルコペニアによって生じる嚥下障害と定義されている[12].また,嚥下機能に対する加齢の影響には,嚥下反射の惹起遅延,食塊駆動力の低下,嚥下運動のタイミング異常などが考えられる[13].これらは,初期の段階では表面化せず少しづつ進行していくため,ある程度進んだ段階や複数の要因が重なり,具体的な障害が生じた場合に顕在化する.また,加齢の影響は個人差があるため,対象者個々に機能低下の評価や対応が必要である.

誤嚥性肺炎の対応

誤嚥性肺炎の対応は肺炎に対する投薬治療を中

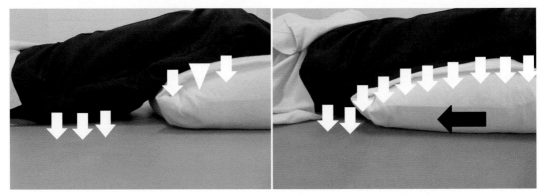

a. 悪い例　　　　　　　　　　　　　　b. 良い例

図 2. ポジショニングのポイント
身体部位の重さを支持できる部位まで支持物を差し込む.

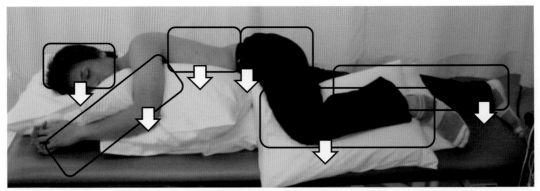

図 3. 半腹臥位例
各身体部位ごとの重さを各支持面で支えるように調整する.

心に行われているが, リハビリテーションを併用することは身体機能の回復を促すために必要と思われる. 現状の対応では, 呼吸機能の改善を目的に行われる場合が多い. 痰などが貯留している場合には, 喀出を促す排痰が必要になる. 排痰方法には, 重力を利用して喀出を促す体位ドレナージや徒手的に喀出を促す排痰手技が挙げられる.

体位ドレナージは貯留物の位置を評価し, 重力を利用できる肢位に調整し貯留物の移動を促す方法である. 重要なことは, 喀出を促すために胸郭や肺が十分に換気できる状況に準備することである. そのためには, 胸郭の動きを制限する過剰な筋緊張を減らし, 本来の呼吸にかかわる胸郭の動きを引き出すことが必要である. ポジショニングのポイントは, 身体を支える過剰な活動を減らし, 接触支持面で各身体部位の重さを支えられるように調整することである. 方法は, タオルやクッションなどで支持面や接触面と身体部位との

隙間を埋めて身体を支える面を増やすことであり, 特に差し込み方が重要となる(**図 2, 3**). また, 頚部から肩にかけては呼吸補助筋の活動が高まり過緊張しやすく, この部分の可動性低下は換気の低下を生み出しやすい. そのため, 頚部や肩から肩甲骨周囲の軟部組織の柔軟性を促す.

排痰手技は徒手的に胸郭を動かし喀出を促す方法で, 主に痰の移動に必要な呼気力を補うために行われる. ポイントは呼吸運動に伴う胸郭の動きに同調し, 呼気運動に合わせてアシストすることである. 喀出を促すにはアシストの強さより運動方向が重要となる. そのため, 触診に注意し, 対象者の胸郭の運動を確認し, 表面の皮膚ではなく内部の胸郭の動きを拡大する(**図 4, 5**).

自発的に喀出を促す方法では強制呼出手技が挙げられる. これは声門を開いたまま強制的に呼出し喀出を促す方法である. 末梢気道からの移動にはゆっくり長く「はー」と息を吐く. 中枢気道から

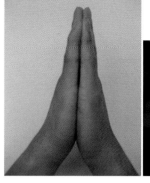
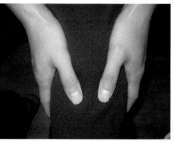

a|b

図 4.
触診のコツ
　a：両手掌が一定の圧で全面接触するように
　　手を組む.
　b：aの感覚で人の身体を触れる.

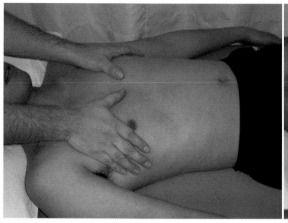
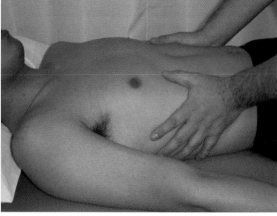

　　　a．上部胸郭　　　　　　　　　　　　　　　　　　b．下部胸郭
図 5. 呼吸介助運動例
① 全面接触で触診する.
② 呼吸運動に合わせながら胸郭の運動方向を確認する.
③ 呼気時の動きに合わせて徐々に呼気をアシストする.

の移動には，速く短く「ハッ」と繰り返す．これを
通常の呼吸に取り入れながら繰り返し行い，痰の
移動を促す[4].

　最終的に口腔外に喀出するには咳嗽反射を利用
する．随意的に咳嗽が可能な場合は，喀出物の移
動に伴い咳嗽を促す．咳嗽を高める方法の1つに
息止め法がある．息止め法とは，息を吸って声門
を閉鎖して息を止めることを繰り返し，咳嗽の前
に吸気をためておくことで咳嗽力を高める方法で
ある[14].咳嗽力が不十分な場合には咳嗽のタイミ
ングに合わせて腹部を押してアシストを行う．ア
シストは強さよりタイミングが重要で，咳嗽が引
き起こると同時に行う．咳嗽が困難な場合は吸引
で対応していくが，身体の負担を減らすために，
できるだけ喀出物を咳嗽で喀出可能な気管方向に
動かしておく必要がある.

　誤嚥性肺炎は呼吸機能だけでなく，発症過程で
徐々に身体機能が低下していくため，その過程で
引き起こされた機能低下に対してアプローチをし
なければ本来の機能回復としては不十分である.
高齢者の場合は，廃用的な機能低下を引き起こし
やすく，そのためのリハビリテーションアプロー
チが重要と考えられる．誤嚥性肺炎を罹患した高
齢者が運動を行う場合は安全に行えることが必要
になり，運動量だけでなく運動内容も考慮する.
廃用的な筋活動を高める運動には，レジスタンス
運動や抗重力的な活動が有効と考えられる．さら
に，高齢者の廃用的な機能低下は全身に及びやす
く，全身的な筋活動を高めることが望ましくな
る．そのため，様々な身体部位を連動して行う運
動として，CKCの運動が挙げられる．CKCとは，
クローズドキネティックチェイン(閉鎖運動連鎖)

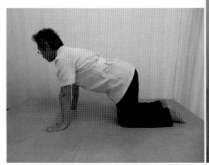
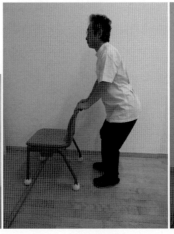
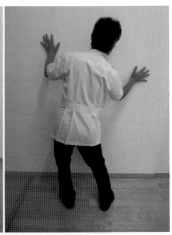

a．四つ這い保持　　　　　　b．下肢屈伸運動　　　　　　c．壁拭き運動

図 6．CKC 運動例

といわれ，末端のセグメント（上肢や下肢）が外部抵抗と接している状態である[15]．この運動は多関節が連動する運動で，上肢と下肢が外部と接することによりそれをつなぐ体幹の活動も促通される全身運動である．運動例として，臥位では四つ這い保持やバランス，座位では上肢を支持した下肢屈伸運動（スクワット），立位では壁拭き運動が挙げられる（図 6）．

誤嚥性肺炎の予防

誤嚥性肺炎発症には多くの因子が関係しているため，その予防には多方面からのアプローチが必要になる．特に，嚥下機能，呼吸機能，身体機能への対応が重要と思われる．

1．嚥下機能

嚥下機能の対応では，経口摂取時の誤嚥を防ぐために食事姿勢の調整，食形態の調整，食事方法の対応，食後の対応などが挙げられる．食事姿勢では，頭頸部を嚥下しやすい状況に調整する．嚥下機能が低下した場合には，状況に応じた食形態の調整に食事方法も検討する．例えば，水分でむせやすい場合は，口腔内で一度水分をためて随意的に嚥下を行い，飲み込むタイミングを合わせる．固形物では，咀嚼回数を調整しながら飲み込みのタイミングをはかる．呼吸との関係では，嚥下後に吸息から始まると気管に侵入するリスクが高まるため，呼息状況で嚥下を行う．また，食事の途中では適宜呼吸のために休息を取り入れ，呼

吸とのタイミング不良を予防する．むせがあった場合は，慌てずに咳が収まり，呼吸が落ち着いてから再開する．過敏な状況で嚥下を再開すると，むせを引き起こしやすくなる．

誤嚥につながるリスクとして咽頭残留が挙げられる．特に高齢者は喉頭下垂などにより咽頭残留を起こしやすい状況と考えられる．残留は食道入口部，喉頭蓋谷や梨状陥凹のような窪みのある部位に残留しやすく，その要因には嚥下圧の低下や飲み込みのタイミング不良などが考えられる．咽頭残留の対応には，残留物を取り除くために嚥下を促すことや咳嗽で喀出する．例えば，複数回の嚥下やいわゆる交互嚥下にて残留物を嚥下して取り除く．嚥下だけで不十分な場合は咳払いを併用する．咳払いは，主に上気道の残留物を移動させて，咽頭のクリアランスを促す方法と考えられる．通常の咳払いでクリアランスが不十分な場合，頸部回旋などにより頸部の位置を変えたり喉頭挙上位で行うと，上気道の形態的な変化により残留物の移動が促される場合がある．ただ，唾液が泡状に固まり咽頭に残留および貯留している場合は，通常の方法ではクリアランスしにくい．その際には，重力を利用した方法が適応の 1 つに考えられる．頸部を横向きや前屈位を持続的に保持し，少しずつ咽頭から口腔への残留物の移動を促す（図 7）．

その他では口腔ケアが重要である．夜間は不顕性誤嚥のリスクが高い状況と考えられる．また，

睡眠による意識低下時は，気道防御機能も低下し，誤嚥した際に喀出しづらい状況である[16]．そのため，就寝前に口腔ケアを行い，少しでも口腔内雑菌を減らすことが発症リスクを減らすことに必要である．

2．呼吸機能

呼吸機能では，日常生活に呼吸が影響を及ぼしている場合には呼吸全般的な機能向上が必要である．ただ，誤嚥性肺炎予防の観点では，喀出を含めた気道防御機能の向上が必要になる．生理学的な気道防御機能の中で，粘液線毛機能と喀出機能への対応を紹介する．

粘液線毛運動を臨床上評価することは困難であるが，運動の抑制と促進の要因が挙げられている．抑制要因には，睡眠，乾燥，感染，胃液，血液，促進要因には運動，過換気が挙げられている[7]．そのため，気道の乾燥予防や換気量の維持，胸郭の運動性を維持していくことが必要になる．

喀出機能として咳嗽には反射と随意があり，それぞれには相関関係があるため随意的な咳嗽機能を高めていく．咳嗽機能に必要な要素は，① 吸気量，② 声門閉鎖，③ 呼気力が挙げられる．咳嗽力の指標には最大咳流量が用いられ，160 *l*/分以上が喀痰可能な目安といわれている．これに最も関

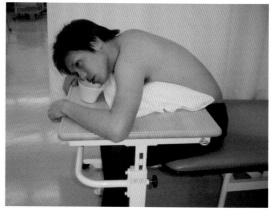

図 7．喀出例
頭頚部を前屈させ，咽頭より口腔を下方に位置させ，重力を利用し移動を促す．

連する因子は最大強制吸気量である[14]．

吸気量を拡大するには，胸郭と脊柱の可動性が必要で，そのために体幹の伸展や回旋の動きを行う．例えば，臥位では，脊柱の伸展ストレッチや胸郭の回旋を促す寝返り運動を行う．座位では背もたれを利用して，深呼吸に合わせた体幹と胸郭の運動を行う（**図 8**）．

呼気強化には，呼気に抵抗をかける方法で強化する．例えば，ブローイングや吹き戻し，呼気訓練機器などが挙げられる．呼気に関連する筋では腹部前面筋を中心とした体幹筋の向上が必要であり，前章で述べた CKC の運動が参考に挙げられる．

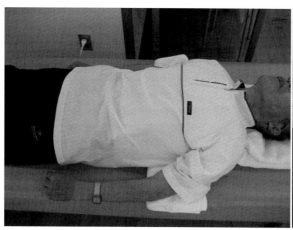 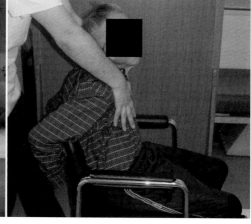

a｜b

図 8．胸郭アプローチ例
a：胸椎伸展ストレッチ：胸椎部にタオルを敷いて持続的に胸椎部を伸張する．
b：胸郭運動：上肢を背もたれにまわし深呼吸に合わせて胸郭を動かす．

声門閉鎖機能を高めるには，例えば，吸気を一時的に止めた後に一気に呼気を行う方法や短くハッと発声を繰り返しながら息を吐くことを行う．また，最長発声持続時間は声門閉鎖機能と関連があることが示唆されているため，発声持続時間を高めていく[17].

3．身体機能

身体機能では，活動性低下や廃用的な機能低下を予防するための筋力維持や向上が必要になる．高齢者では，日常の起居・移乗機能や ADL 機能を維持・自立していくことが大切である．そのためには，身体状況に応じた福祉機器の利用や手すりの設置など住環境整備を行い，日常活動の安全に配慮する視点も必要である．

また，近年はリハビリテーション栄養の概念が浸透し，機能回復には栄養が必要不可欠であることも認識されている．日常活動を維持していくためにも栄養は重要であり，特に高齢者は食事量と栄養状況が関連している．現状の栄養状況や身体機能を確認するには，下腿周径，筋力（握力），体重などを評価することで確認できる[18]．また，簡潔な評価指標では，簡易栄養状態評価表（MNA-SF）が挙げられる．低栄養傾向がみられれば，活動を促すだけでなく食生活を検討していく必要がある．

まとめ

リハビリテーションの視点からみて，誤嚥性肺炎の予防や対応へのかかわりはまだ不十分に感じている．そのためには多くの職種が協力し継続的な対応を繰り返しながら，エビデンスを集約していく必要がある．最後に，日本理学療法士協会では栄養・嚥下部門を設立している．今後，この分野に少しでも寄与できればと考えている．

文　献

1) 寺本信嗣：誤嚥性肺炎オーバービュー．日胸臨，68(9)：795-808，2009.

2) 小宮幸作ほか：高齢者肺炎，特に誤嚥性肺炎の発症機序と病態．日臨，78(4)：582-587，2020.

3) 井上登太：臨床における誤嚥性肺炎の画像診断，ICU と CCU，33(3)：185-192，2009.

4) 千住秀明ほか（監）：呼吸理学療法標準手技，pp. 4-14，医学書院，2008.

5) 野添匡史ほか：高齢者の呼吸機能と理学療法．理療ジャーナル，43(10)：869-876，2009.

6) 西野　卓：気道反射と誤嚥．呼と循，46(3)：223-229，1998.

7) 千葉一雄ほか（監）：初学者のための呼吸理学療法テキスト，pp. 188-196，メディカ出版，2010.
   Summary 呼吸にかかわる解剖生理から呼吸理学療法まで，幅広く詳細に記載されている．

8) 植木　純ほか（編）：チームのための実践呼吸リハビリテーション，pp. 2-13，中山書店，2009.

9) 湯本英二（編）：耳鼻咽喉科診療プラクティス 7 嚥下障害を治す，pp. 186-189，文光堂，2002.

10) 山口泰弘：加齢による呼吸器の変化．日臨，78(4)：558-563，2020.

11) 野原幹司：嚥下からみた誤嚥性肺炎の予防と対策．日呼吸ケアリハ会誌，28(2)：179-185，2019.

12) 藤島一郎ほか：サルコペニアと摂食嚥下障害 4 学会合同ポジションペーパー，2019.

13) 大前由紀雄：高齢者における病態生理と対応—高齢者の嚥下障害とその対応—．日耳鼻，104：1048-1051，2001.

14) 宮川哲夫：誤嚥性肺炎の呼吸リハビリテーションの update. *J Clin Rehabil*, 22(9)：865-876, 2013.
   Summary 排痰のメカニズムと対応について，エビデンスを交えて詳細に記載されており，すぐに臨床に役立つ内容である．

15) 佐藤洋一郎：運動連鎖とエビデンス．理学療法の歩み，22(1)：17-25，2011.

16) 西野　卓：意識障害と気道反射．呼と循，38(12)：1176-1183，1990.

17) 垣内優芳：中高齢者の随意的咳嗽力に関連する因子．日呼吸ケアリハ会誌，25(2)：272-275，2015.

18) 吉田剛ほか（監）：栄養・嚥下理学療法，pp. 21-31，医歯薬出版，2018.
   Summary 理学療法士協会の栄養・嚥下部門の運営幹事を中心に書かれた栄養と嚥下に対する理学療法ついてまとめられた成書である．

MB Med Reha **No.259**：45-52, 2021

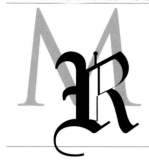

特集／次の一手！摂食嚥下障害訓練に困ったときのワザ

高齢者の誤嚥回避への次の一手！
：誤嚥予防の食形態と栄養管理

嶋津さゆり*

Abstract　日本人の死因割合で第5位の肺炎と第6位の誤嚥性肺炎を合わせると肺炎での日本人の死亡者数は第3位となり，肺炎予防および治療対策は，より重要になると予想される．誤嚥性肺炎は，高齢者に多く，低栄養，サルコペニアとも関連があり，薬剤による治療を施しながらも，できるだけ早期の離床と経口摂取が患者のADLの維持，栄養改善に効果的である．日本では嚥下調整食2013の完成により，0〜4というコードを用いて食形態の統一は可能になったが，栄養成分，必要量については設定されていない．必要量が充足しているかの栄養アセスメントは管理栄養士の出番である．また，食事前の口腔ケアや食事姿勢，食事介助方法，食事摂取の順番，脱水予防の水分管理なども含めて，誤嚥性肺炎を予防する食事関連のアプローチは，患者家族，在宅支援関連スタッフとともにチームで取り組むべきである．

Key words　早期離床および経口摂取（early rising/oral intake），低栄養（malnutrition），サルコペニア（sarcopenia），リハビリテーション栄養（rehabilitation nutrition）

肺炎について

令和元（2019）年日本人口動態統計による日本人の全死亡者数に占める死因の割合は，1位悪性新生物（27.3%），2位心疾患（15%），3位老衰（8.8%）という順位であった[1]．しかし，5位の肺炎（6.9%）と前年7位であった誤嚥性肺炎が6位（2.8%）となり，死因割合を合わせると9.7%となり第3位に相当する．前年も同様の結果であり，肺炎予防は我が国の高齢者の課題である．

肺炎は3つに分類され，① 市中肺炎（CAP），② 医療介護関連肺炎（NHCAP），③ 院内肺炎（HAP）に区分される．治療の際には，② NHCAP と ③ HAP は一群として捉え，① CAP とは異なる．① CAP は，診断において敗血症予防や重症度分類を重視し，② NHCAP と ③ HAP の場合，医学的重症度の前に老衰，疾患終末期，誤嚥性肺炎を繰り返す患者については，QOLを重視しての緩和ケアへの治療も推奨している．しかし，これらの老衰，疾患終末期，誤嚥性肺炎のハイリスクを明確に判断するエビデンスに乏しく，医療者の経験に基づく予後予測に依存している場合が多い印象である．入院肺炎症例は，誤嚥性肺炎が多くNHCAP や HAP では頻度が高いことが報告されている[2]．

誤嚥を繰り返す高齢患者への対応

誤嚥性肺炎は40代まではほとんどみられず50代から始まり年代が増えるごとに増加の一途である．75歳以上では若年者の約10倍罹患するといわれている．誤嚥性肺炎による死亡者は，2030年には男性77,000人，女性52,000人程度まで増加すると予測される[3]．誤嚥性肺炎による死亡を減少させるための手段として，「口腔のケア」や「口

* Sayuri SHIMAZU，〒869-1106 熊本県菊池郡菊陽町曲手760　社会医療法人令和会熊本リハビリテーション病院栄養科／サルコペニア・低栄養研究センター／介護老人保健施設サンライズヒル

表 1. 誤嚥のリスク因子(a)，誤嚥による肺炎のリスク因子(b)

a．誤嚥のリスク因子		
病　態	自覚的・他覚的症状	疾　患
嚥下機能低下	むせ 頻回の口腔内分泌物の吸引 ※嚥下機能評価にてある一定の予測は可能	◎意識障害 ◎全身衰弱，長期臥床 ◎急性の脳血管障害 ◎慢性神経疾患 　認知症 　脳梗塞後遺症 　パーキンソン病など ◎医原性 気管切開チューブ留置 経管栄養(経鼻栄養) 咽頭にかかわる頭頚部手術 陳製薬，睡眠薬 抗コリン薬など口内乾燥をきたす薬剤
胃食道機能不全	胸やけ，逆流感	◎胃食道逆流 ◎食道機能不全・狭窄 ◎医原性 　経管栄養(経鼻栄養および経腸管栄養) 　胃切除(全摘，亜全摘)

b．誤嚥による肺炎のリスク因子		
病　態	自覚的・他覚的症状	疾　患
喀出能低下	咳反射低下 呼吸筋力低下	◎全身衰弱・長期臥床
気道クリアランス能低下	喀痰の粘稠性上昇	◎慢性気道炎症性疾患
免疫能低下		◎全身衰弱，長期臥床 ◎急性脳血管障害 ◎低栄養

(文献 4 より)

腔機能訓練」の重要性が指摘されている．これらの手段の活用により誤嚥性肺炎による死亡者の減少が期待される．今後の死亡動向を観測し，これらの手段の有効性を評価していくことも重要であろう．

　高齢者においての誤嚥のリスク評価はとても重要である．誤嚥性肺炎については誤嚥するリスクと誤嚥により肺炎を発症するリスクは別に考える必要がある(表1)[4]．表1のような症状や疾患を有する患者は，誤嚥性肺炎のリスクが高く，繰り返し発症するリスクも高いといえる．誤嚥による肺炎のリスク因子に該当する患者は肺炎のリスク患者といえる．基礎疾患(COPD(慢性閉塞性肺疾患)などの慢性呼吸器疾患，糖尿病，アルコール中毒，肝硬変，慢性腎不全，脾臓摘出後など)を持つ患者，免疫能低下(ステロイド，免疫抑制剤，胆が

ん罹患など)，介護施設入所者，誤嚥性肺炎に罹患して日が浅い人も肺炎罹患のハイリスク群である．

高齢者の肺炎を早期発見するためのアセスメント

　高齢になると免疫反応が低下し肺炎症状が表在化しにくくなる．発熱は肺炎の症状の1つであり若年者の肺炎ではほとんどの症例に発熱がみられるが，高齢者では約半数しか発熱を認めない．かえって高齢者では，倦怠感活動性低下，食欲低下の症状が頻発する．診療所見で高齢者に認めやすいのは頻呼吸(呼吸数>20回/分)であり，発熱がなくても倦怠感があり呼吸数が増加している場合には肺炎を疑い，X線検査が必要である．

　また，肺炎罹患時の脱水は高齢者にとって考慮すべき問題である．発熱による発汗と過換気による体液損失にもかかわらず意識状態の低下に伴

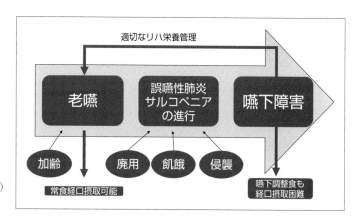

図 1.
誤嚥性肺炎・サルコペニアによる嚥下障害
（文献 13 より）

い，水分補給が困難な場合が多く，静脈栄養による補給が必要となる（Minds 推奨グレード B［行うように勧められる］[5]）．高齢者でみられる肺炎は高張性か等張性の脱水を伴うことが多いので等張液を欠乏に応じて投与する[6]．高齢者は心臓や腎臓の予備能が少ないため輸液過多にならないよう注意が必要である．

　低栄養状態は高齢者の肺炎リスクとなる[7]．栄養管理が肺炎の回復に有用であることも知られている（エビデンスレベル 1［強く推奨する］）[8]．高齢者の肺炎患者では体重変化が重要である[9]．通常の体重と比較して 10% 以上の低下が高い致命率に関連し重篤と考えられる．5〜10% の減少は潜在的に重症である．

高齢者の栄養問題

　多くの先進国において高齢化は著しく，我が国の高齢化率も 28.4%，75 歳以上の割合は 14.7% と報告されている（令和元(2019)年）．認知症の有病率は 65 歳以上の高齢者で 16% に及ぶと推定されている．フレイルは老化に伴う種々の機能変化を基盤とし，様々な健康障害に対する脆弱性が増加している状態，すなわち健康障害に陥りやすい状態を示している．フレイルは要介護状態に陥る前の段階であり介護予防との関連性が強くなる．Fried らが提唱するフレイルの診断基準は，① 体重減少，② 主観的疲労感，③ 日常生活活動量の減少，④ 身体能力（歩行速度）の減弱，⑤ 握力（筋力）の低下，以上 5 項目のうち 3 項目が該当すればフレイルと診断される[10]．またサルコペニアは，「転倒，骨折，身体機能低下，死亡などの負のアウト

カムの危険が高まった進行性かつ全身性の骨格筋疾患」という定義である[11]．サルコペニアの診断基準としては，65 歳以上の高齢者を対象として，骨格筋量低下が必須条件とされ，それに筋力低下または身体機能低下のどちらかが加わればサルコペニアと診断される．フレイル，サルコペニアいずれにおいても栄養管理は重要である．誤嚥性肺炎の嚥下障害は，サルコペニアの原因を合併することが多い（**図 1**）[12][13]．誤嚥性肺炎患者は，高齢者に多く，抗菌薬などの治療のため入院で低活動となり，呼吸器疾患を患いやすい人は低栄養であり，肺炎という侵襲状態に陥る．常食を食べていた人が絶食となる，または，嚥下調整食を摂取開始となると，どうしてもエネルギー不足へ陥る．

　嚥下調整食学会分類 2013 は，0〜4 というコードを用いて食形態の統一は可能になった．しかし，この分類は段階のみが記されており，食べる前後の栄養状態の把握や栄養成分，量については設定されていない．食形態だけでなく栄養面の充足も含めて考えていく必要がある．誤嚥性肺炎を発症すると多くの医師は，「とりあえず禁食で」という指示を出し，その後 1〜2 週間程度，静脈栄養のみで肺炎治療の抗菌薬と 200kcal 程度の栄養補給を継続する．そして肺炎治療は終了したが，低栄養状態に陥るまたは嚥下機能まで低下してしまう症例をよく耳にする．誤嚥性肺炎で入院した患者に絶食期間が生じると治療期間が延長し，嚥下機能がさらに低下する[14]．誤嚥性肺炎の高齢者は，入院後 3 日以内に理学療法を開始すると死亡率が有意に低い[15]．以上のことからも誤嚥性肺炎患者においても適切なリハビリテーションと栄養

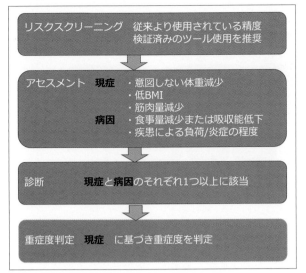

図 2. 低栄養診断のアルゴリズム ①

(文献 18 より)

管理が重要であり，早期離床，早期経口摂取を行うことを心がけたい．

高齢者の低栄養の新しい診断方法＝GLIM 基準

従来の低栄養分類は，マラスムス，クワシオルコルなどの疫学的分類であったが，GLIM（Global Leadership Initiative on Malnutrition）基準では，病因がアセスメントされ，炎症の有無を評価する項目から低栄養と炎症に関する病因別 4 分類に分けられた．2 段階で行い，特殊な手技や経験を要しないので臨床現場へ導入しやすいという特徴を持つ．GLIM の診断基準では，① スクリーニング，② アセスメント，③ 診断，④ 重症度判定の順に行う．まず，第一段階では栄養スクリーニングツール MNA-SF®，MUST，NRS-2002 のいずれかを使用して評価する．

栄養障害の判定の際，「問題あり」に該当すると第 2 段階へ進む．栄養障害診断のためには，現症と病因の 2 つの診断ツールを用い，この組み合わせで診断と重症度判定を行う．現症の 3 項目のうち 1 つ以上，病因（etiologic）の 2 項目のうち 1 つ以上該当した場合，低栄養と診断される．現症とは現在の患者の状態を指し，病因とは病気（低栄養）を成立させる障害因子である．現症と病因のそれぞれ 1 つ以上該当すれば低栄養と診断される．さらに低栄養の重症度判定は，現症の 3 項目，

A：体重減少，B：低 BMI，C：筋肉量低下で評価し，中等度，重度に分類する．低栄養への介入方法は，低栄養の原因となった病因を基に解決策を検討していくことである．

GLIM 基準における低栄養診断のアルゴリズムを（図 2，3）示す[16][17][18]．

常食と比較した嚥下食の特徴

嚥下食は，飲み込みや咀嚼，口腔内保持などの嚥下機能低下のレベルに応じて，飲み込みへの配慮を行い，安全な経口摂取ができるよう調整した食事である．嚥下食は，嚥下機能に重点を置くため，エネルギー確保が困難であるという問題点がある．安定した物性を保持するためには，通常の食材のみを使用したたんぱく質摂取は，ソフトやミキサー形態にすることで通常と比較して半分程度のエネルギーとなる．その結果，嚥下食の栄養価も低下する[19]．常食と比較して最初から不足しているエネルギーやたんぱく質強化は，管理栄養士と調理スタッフがタッグを組んで低栄養対策へ取り組むべきである．常食摂取者が間食するのとは異なり，嚥下食摂取者は病院・施設からの栄養補給のみに委ねられている．物性，粘度は問題なくても美味しくなければ食への意欲が湧かず，食事拒否へと抵抗を示す患者も存在する．彩り，味，香りは，嚥下食においても重要なポイントである．在宅でも同様に料理担当者の力量，栄養への関心の有無は，在宅生活の存続を大きく左右する．SNS の普及により各栄養補助食品会社のホームページや YouTube において動画で示された嚥下調整食の調理法や工夫などが簡単に閲覧可能である．上手に利用して調理技術の向上を目指したい．

嚥下調整食分類からみた嚥下障害への注意事項

コード 0j と 0t が嚥下訓練食品，コード 1 以降が栄養摂取を目的とした嚥下調整食である．コード1jはゼリー・ムース状，コード 2 は，ミキサー・ペースト状，コード 3 および 4 は形のある軟らか

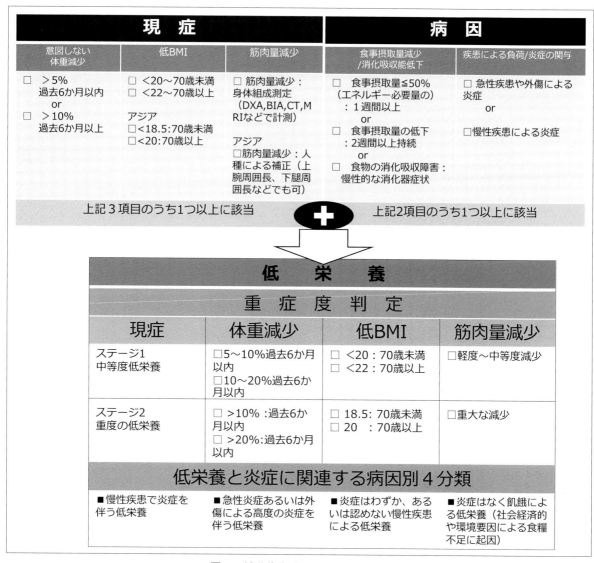

現　症			病　因	
意図しない体重減少	低BMI	筋肉量減少	食事摂取量減少/消化吸収能低下	疾患による負荷/炎症の関与
□ ＞5% 過去6か月以内 or □ ＞10% 過去6か月以上	□ ＜20〜70歳未満 □ ＜22〜70歳以上 アジア □＜18.5:70歳未満 □＜20:70歳以上	□ 筋肉量減少：身体組成測定（DXA,BIA,CT,MRIなどで計測） アジア □筋肉量減少：人種による補正（上腕周囲長、下腿周囲長などでも可）	□ 食事摂取量≦50%（エネルギー必要量の）：1週間以上 or □ 食事摂取量の低下：2週間以上持続 or □ 食物の消化吸収障害：慢性的な消化器症状	□ 急性疾患や外傷による炎症 or □慢性疾患による炎症
上記3項目のうち1つ以上に該当			上記2項目のうち1つ以上に該当	

低　栄　養

重　症　度　判　定

現症	体重減少	低BMI	筋肉量減少
ステージ1 中等度低栄養	□5〜10%過去6か月以内 □10〜20%過去6か月以内	□ ＜20：70歳未満 □ ＜22：70歳以上	□軽度〜中等度減少
ステージ2 重度の低栄養	□ ＞10%：過去6か月以内 □ ＞20%:過去6か月以内	□ 18.5：70歳未満 □ 20　：70歳以上	□重大な減少

低栄養と炎症に関連する病因別4分類

■慢性疾患で炎症を伴う低栄養	■急性炎症あるいは外傷による高度の炎症を伴う低栄養	■炎症はわずか、あるいは認めない慢性疾患による低栄養	■炎症はなく飢餓による低栄養（社会経済的や環境要因による食糧不足に起因）

図 3. 低栄養診断のアルゴリズム ②

（文献 18 より）

い食形態といえる．コード3は，形はあるが舌と口蓋間で押しつぶしや送り込みの口腔操作を要し，かつ誤嚥のリスク軽減に配慮がなされているものである．コード4は，誤嚥や窒息のリスクのある嚥下機能および咀嚼機能の軽度低下のある人を想定して素材と調理方法を選択した嚥下調整食とされている[20]（**表2**）.

誤嚥性肺炎予防のための安全に食べる方法

まずは，嚥下評価を行い，その後，ゼリー食などから段階的摂食訓練において普通の食事へ近づけるアプローチを行う．しかし，段階が上がるに

つれて，いろいろな食形態や食品，硬さ，調理内容などが組み合わさると誤嚥，窒息のリスクも当然上昇してしまう．特に水分補給は，最後まで嚥下障害における問題となりやすい．場合によっては，栄養補給用の胃瘻は終了できたが，水分補給用に胃瘻を使用し在宅生活へつないだ経験もある．臨床現場において嚥下食提供時の食べる順番にも医療者は注意を払うべき事項である．経口摂取回数も1回から2回，3回へと順調に進むと注意の目が他患へ向き，患者本人も自分で食べる喜びで自己流となる．嚥下障害患者における安全に食べるための観察項目を確実に周知して挑みた

表 2. 日本摂食嚥下リハビリテーション学会　嚥下調整食分類

コード	特　徴	
0t	とろみ，たんぱく質含有が少ない	嚥下調整食分類（とろみ）
0j	たんぱく質含有が少ないゼリー	物性に配慮した離水の少ないもの
1j	咀嚼能力不要，均質で滑らかな離水が少ないプリン，ゼリー，ムースなど	
2-1	均質でなめらか	べとつかずまとまりやすいミキサー食・ペースト食
2-2	軟らかい粒などを含む，不均質	
3	形はあるが歯がなくても口腔内で押しつぶし，食塊形成可能	
4	形があり硬すぎず，ばらけにくく，貼り付けにくい，箸で切れる軟らかさ	

（文献 20 より抜粋）

表 3. 栄養補給方法

食事内に混ぜる			食事＋追加・間食		
パウダー	エンジョイプロテイン FEZ	クリニコ	ドリンク	クリミール	クリニコ
	エンジョイプロテイン	クリニコ		すっきりクリミール	クリニコ
	MCT パウダー	日清オイリオ		メイバランス	明治
	SL プロテインパウダー	フードケア		リーナレン	明治
	PFC パウダー	フードケア		エプリッチ	フードケア
	クッキング Fe サプリ	太陽化学		アイソカル 100	ネスレ日本
	サンファイバー	太陽化学		メディミルロイシンプラス	ネスレ日本
	ミルクプロテイン P-10	AiDO		アイソカルクリア	ネスレ日本
	粉飴顆粒	H+B ライフサイエンス		プロキュア	日清オイリオ
ペースト・液体	MCT オイル	日清オイリオ		リハデイズ	大塚
	栄養アップペースト	明治		ブイクレス CP10	ニュートリー
	ニュートリーコンク 2.5	ニュートリー		レナウェル A	テルモ
	ハイカロッチ	AiDO	ゼリー・プリン	エンジョイゼリー	クリニコ
	ジャネフエナップ 100	ジャネフ		エンジョイ MCT ゼリー	クリニコ
	ごはんにあうソース	キユーピー		リハタイムゼリー	クリニコ
				ビタサポゼリー	クリニコ
				豆の富	クリニコ
				ブリックゼリー	明治
				メイバランスソフトゼリー	明治
				ブロッカ Zn	ニュートリー
				エプリッチゼリー	フードケア
				えねばくゼリー	キッセイ
				カロリーメイトゼリー	大塚
				アイソカルジェリー HC	ネスレ日本
				アミノエール	ネスレ日本
				MCT トーフィール	日清オイリオ
				エネプリン	日清オイリオ
				リピメイン	ヘルシーフード

い．食形態はできるだけ普通食へ近づけるように，嚥下食提供を継続するだけでなく，食形態アップの試食にもチャレンジしていく．とろみ茶やとろみの水分を嫌う高齢者が多いので，定期的に水分とろみ再評価の働きかけを行い水分拒否へつながらないようにする．誤嚥性肺炎を包括的に評価して安全に食べるためのアプローチとしては，嚥下機能だけでなく，全身状態，栄養状態まで含めた13項目で評価を可視化できるKTバランスチャートが効果的である[21]．

ONS(oral nutrition supplementation)
経口的栄養補助の効果的利用

嚥下調整食の摂取期間はエネルギー確保困難や低栄養へ陥りやすいことは周知されている．臨床経験からもエネルギー確保には困難を要している．ONS(oral nutrition supplementation)は，通常の食事に加え，特別に医学的な目的のある食物の付加的な経口摂取と定義され通常は液状タイプの食品であるが，粉末状，デザート，バーといったタイプでも構わないとされている．高齢者の各種急性期疾患では入院中のONSにより栄養状態の改善や退院後の再入院の減少が報告されている[22]．入院高齢者を対象としたメタアナリシスでは，低栄養状態患者の死亡率や合併症減少への有用性は示されているが，低栄養患者以外の効果は示されていない[23]ことからも，管理栄養士が栄養評価を行い効果的に使用することが必要である．栄養補給の際，エネルギーアップのため用いられる特徴と商品例を**表3**に示した．

サルコペニアの摂食嚥下障害では，理想体重当たり35kcal/dayが必要とされる[24]．20〜30kg台の誤嚥性肺炎患者では，もともと少食である，嚥下調整食にて栄養不足，活動性低下でさらに食欲減退など，治療による悪影響が栄養補給も困難にする．ONSの効果的使用や状況に応じては，経腸栄養の併用，静脈栄養などの必要性の評価も必要な場合もある．

さいごに

摂食嚥下リハビリテーション栄養専門管理栄養士とは摂食嚥下リハビリテーションの基本的知識と栄養管理に関する技能を修得し，医療機関や介護(福祉)施設とともに在宅においても，摂食嚥下障害を持つ患者や家族に対し栄養管理と専門的な食・栄養支援を行うことでQOL向上に貢献できる管理栄養士を育成するため，公益社団法人日本栄養士会と一般社団法人日本摂食嚥下リハビリテーション学会とが認定する共同認定制度である．病院，施設，在宅まで含めた摂食嚥下障害患者への栄養学的観点からの食生活支援を行い，摂食嚥下リハビリテーション栄養専門管理栄養士の認知度を上げていきたい．

文 献

1) 厚生労働省：令和元(2019)年日本人口動態統計，2020.〔https://www.mhlw.go.jp/toukei/saikin/hw/jinkou/kakutei19/index.html〕

2) Teramoto S, et al：Update o the Pathogenesis and Management of Pneumonia in the Elderly Roles of Aspiration Pneumonia. *Respir Investig*, **53**(5)：178-184, 2015.

3) 池田一夫：人口動態統計からみた日本における肺炎による死亡について．東京健安研セ年報，**69**：271-277，2018.

4) 日本呼吸器学会成人肺炎診療ガイドライン2017作成委員会(編)：成人肺炎診療ガイドライン2017, p.39, 日本呼吸器学会, 2017.

5) Niederman MS, Bristo V：Pneumonia in the older patient. *Clin Chest Med*, **28**：751-771, 2007.

6) 嚥下性肺疾患研究会：嚥下性肺疾患の診断と治療，ファイザー，2003.

7) Riquelme R, et al：Community-acquired pneumonia in the elderly：a multivariate analysis of risk and prognostic factors. *Am J Respire Crit Care Med*, **154**(5)：1450-1455, 1996.

8) Woo J, et al：Nutritional status of elderly patients during recovery from chest infection and the role of nutritional supplementation assessed by a prospective randomized single-

blind trial. *Age Ageing*, **23**：40-48, 1994.

9) Marrie TJ：Community-acquired pneumonia in the elderly. *Clin Infect Dis*, **31**：1066-1078, 2000.

10) Fried LP, et al：Frailty in older adults：Evidence for a phenotype, *J Gerontol A Biol Sci Med Sci*, **56**：M146-156, 2001.

11) Cruz-Jentoft AJ, et al：Sarcopenia：revised European consensus on definition and diagnosis. *Age Ageing*, **48**：16-31, 2019.

12) 若林秀隆ほか（編著）：誤嚥性肺炎. サルコペニアの摂食嚥下障害, pp.126-130, 医歯薬出版, 2012.

13) 若林秀隆：誤嚥性肺炎. 高齢者リハビリテーション栄養, pp.130-138, カイ出版, 2013.

14) Maeda K, et al：Tentative nil per os leads to poor outcomes in older adults with aspiration pneumonia. *Clin Nutr*, **35**(5)：1147-1153, 2016.

15) Momosaki R, et al：Effect of early rehabilitation by physical therapists on in-hospital mortality after aspiration pneymonia in the eldely. *Arch Phys Med Rehabil*, **96**：205-209, 2015.

16) Cederholm T, et al：GLIM criteria for the diagnosis of malnutrition-A consensus report from the global clinical nutrition community. *Clin Nutr*, **38**(1)：1-9, 2019.

17) Jensen GL, et al：GLIM criteria for the diagnosis of malnutrition-A consensus report from the global clinical nutrition community. *JSPEN J Parenter Enteral Nutr*, **43**：32-40, 2019.

18) 東口高志（監修）：低栄養の新たな診断基準：GLIM criteria. 高齢者の栄養管理を考える, アボットジャパン株式会社, 2019.

19) 栢下　淳（編著）：嚥下食ピラミッドによるペースト・ムース食レシピ230, 医歯薬出版, 2013.

20) 日本摂食嚥下リハビリテーション学会医療検討委員会：日本摂食・嚥下リハビリテーション学会嚥下調整食2013. 日摂食嚥下リハ会誌, **17**(3)：255-267, 2013.

21) 小山珠美, 前田圭介：KTバランスチャートエッセンスノート, 医学書院, 2018.

22) Gariballa S, et al：A randomize, double-blind placebo-controlled trial of nutritional supplementation during acute illness. *Am J Med*, **119**：693-699. 2006.

23) Milne AC, et al：Meta Analysis；Protein and energy supplementation in plder people. *Ann Intern Med*, **144**：37-48, 2006.

24) Wakabayashi H, Uwano R：Rehabilitation Nutrition for Possible Sarcopenic Dysphagia After Lung Sursougery：A Case Report. *Am J Phys Med Rehabili*, **95**(6)：e84-89, 2016.

MB Med Reha **No.259**：53-58, 2021

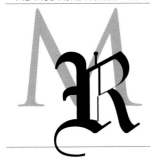

頭頸部癌術後の摂食嚥下リハビリテーションの次の一手！：代償法を用いた経口摂取支援

兼岡麻子*1　二藤隆春*2　芳賀信彦*3

Abstract　頭頸部癌に対する手術では，摂食嚥下にかかわる諸器官そのものが治療の対象となることから，多くの場合，術後に嚥下障害が生じる．頭頸部癌術後の嚥下障害では，組織欠損や神経損傷などの器質的変化が主たる要因であるため，機能訓練による回復は期待しにくい．したがって，術後のリハビリテーションでは，代償法を用いた摂食訓練や残存機能の維持を目的とした間接訓練が中心となる．嚥下関連諸器官の構造および機能の変化を把握したうえで，嚥下内視鏡検査や嚥下造影検査において各種代償法の効果を検討する．代償法には，食物形態の調整，姿勢調整，代償嚥下法の使用，食具の工夫などがあり，病態に応じてそれらを組み合わせて摂食訓練を行う．特に，高齢，拡大切除，重複がん，術後補助療法の追加などにより嚥下障害が遷延する場合には，介入に工夫（次の一手）が必要となる．経口摂取が困難な場合には，胃瘻などの代替栄養法や嚥下機能改善術も検討される．

Key words　嚥下障害(dysphagia)，頭頸部癌(head and neck cancer)，手術(surgery)，代償法(compensatory strategies)，リハビリテーション(rehabilitation)

はじめに

頭頸部癌に対する手術治療では，発声発語や摂食嚥下にかかわる諸器官そのものが治療の対象となることから，多くの場合，術後に構音障害や嚥下障害が生じる．嚥下障害は，誤嚥性肺炎や低栄養，脱水の原因となるだけでなく，患者の食べる楽しみを制限しQOLの低下を招く．患者が安全に経口摂取を再開するために，術後の嚥下機能に応じたリハビリテーションを行うことが推奨されている[1].

頭頸部癌術後の嚥下障害は，脳血管疾患や廃用症候群による嚥下障害とは異なり，組織欠損や神経損傷が主たる要因の不可逆な病態であるため，機能訓練による回復は期待しにくい．したがっ

て，術後のリハビリテーションでは，代償法を用いた摂食訓練や，残存機能の維持をはかるための間接訓練が中心となる．

本稿では，頭頸部癌のうち，口腔および中咽頭癌術後の摂食嚥下リハビリテーションについて概説する．また，実際の事例を通して介入の工夫（次の一手）を紹介する．

頭頸部癌術後の嚥下障害とリハビリテーション

1．頭頸部癌術後の嚥下障害

頭頸部癌に対する手術は嚥下機能に様々な影響を及ぼす（**表1**）．腫瘍切除術では，摂食嚥下にかかわる組織の欠損，変形および神経障害が生じる．切除が広範囲に及ぶ場合には，再建術により皮弁や医療用人工材料を用いて欠損組織が補充さ

*1 Asako KANEOKA，〒113-8655 東京都文京区本郷7-3-1　東京大学医学部附属病院リハビリテーション部，言語聴覚士
*2 Takaharu NITO，埼玉医科大学総合医療センター耳鼻咽喉科，准教授
*3 Nobuhiko HAGA，東京大学医学部附属病院リハビリテーション部，教授

表 1. 頭頸部癌に対する手術と術後に想定される主な障害

術式	目的	術後に想定される障害
腫瘍切除術	原発巣の切除	組織欠損，腫脹，瘢痕，神経障害
再建術	皮弁や医療用人工材料による欠損組織の補充	再建部の運動・感覚障害
頸部郭清術	頸部リンパ節転移の制御	組織欠損，腫脹，瘢痕，脳神経障害(X・XI)[2]
気管切開術	気道確保	喉頭挙上障害，喉頭感覚低下

表 2. 口腔癌・中咽頭癌の切除部位に応じた嚥下障害の病態と対応

切除部位		病態	出現し得る臨床所見	間接訓練	代償法
口腔	口唇・頬粘膜	口唇閉鎖不全	流涎 口外流出	口唇閉鎖訓練 口唇のストレッチ	用手的な口唇閉鎖補助
	硬口蓋・上顎歯肉	瘻孔 口唇閉鎖不全	食塊形成(咀嚼)困難	口唇閉鎖訓練 口唇のストレッチ	義歯・プロテーゼ
	下顎歯肉	開口障害	食塊保持困難 食塊移送困難 早期咽頭流入	開口訓練 口唇閉鎖訓練 口唇のストレッチ	
	可動部舌・口腔底	舌可動域制限	鼻腔逆流 口腔残留 喉頭侵入・誤嚥	舌可動域訓練 残存舌の筋力強化訓練 構音訓練	体幹角度調整法・頭頸部側屈・交互嚥下・舌接触補助床
中咽頭	前壁(舌根)	舌可動域制限	食塊形成困難 食塊保持困難 食塊移送困難 早期咽頭流入 鼻咽腔逆流 食道入口部開大不全 咽頭残留 喉頭侵入・誤嚥	舌根後退練習 メンデルソン手技 舌前方保持嚥下	交互嚥下・複数回嚥下・努力嚥下・chin-tuck・メンデルソン手技・頸部回旋嚥下・健側傾斜姿勢・一側嚥下 プロテーゼ(上壁)
	側壁(扁桃)				
	上壁(軟口蓋)	咽頭圧形成不全 鼻咽腔閉鎖不全		—	
	後壁				＊病態に応じて選択
部位にかかわらず適用				頸部可動域訓練	嚥下調整食 食具の工夫

れるが，再建部には感覚や可動性はないため，機能障害は代償されない．頸部リンパ節転移の制御には頸部郭清術が行われる．術後には副神経の損傷による上肢の運動障害が多くみられるが，迷走神経の損傷による嚥下障害も生じ得る[2]．術後の浮腫による気道狭窄への対応として気管切開術が併施されるが，使用する気管カニューレの種類によっては，嚥下時の喉頭挙上制限や，喉頭感覚の低下を招き，不顕性誤嚥のリスクが高まる[3]．広範の組織切除により重度嚥下障害が予想される場合には，その予防を目的として嚥下機能改善術が一期的に行われることもある[4]．

術後嚥下障害の程度は，組織の切除範囲だけでなく，手術時の年齢にも影響を受ける[5]．また，頭頸部癌では重複癌の頻度が高く，口腔，咽頭，喉頭，食道の複数の癌に対する手術および化学放射線療法により，嚥下機能はさらに低下する[6]．これらの要因が重複することで嚥下障害が重篤化し，経口摂取が困難となる場合もある．一方で，頭頸部癌患者の多くは全身状態が良好で，誤嚥物の喀出力があり，認知機能は保たれ，また経口摂取に対する希望も強いことから，代償法や自主トレーニングが定着しやすい面もある．

2．口腔癌・中咽頭癌術後の嚥下障害と摂食嚥下リハビリテーション

口腔癌・中咽頭癌の切除範囲と術後に想定される嚥下障害の病態および臨床所見，またそれらに対応する主な間接訓練および代償法についてまとめた(表2)．一過性の麻痺や浮腫などの可逆的な機能障害の改善，あるいは残存組織の筋力低下や拘縮の予防を目的に間接訓練を行う．組織切除や神経切断による不可逆的な病態に対しては，代償法

の活用が基本となる.

1）口腔癌

口腔癌は，舌，口腔底，頬粘膜，上顎歯肉，下顎歯肉，硬口蓋の亜部位に分類される[1]．本邦では舌癌が最も多く口腔癌の過半数を占めるため，ここでは舌癌を中心に述べる.

舌癌に対する部分切除，舌可動部半側切除および舌半側切除では，術前と比較し嚥下機能は若干低下するものの，食事内容には概ね制限がない[1]．しかし，舌根が半分以上切除されると，食塊の口腔保持や咽頭圧形成が障害され，経口摂取が困難となる例もある[3]．間接訓練としては舌の可動域訓練や構音訓練を行う．摂食訓練では，患者の食塊形成・保持・移送能力にあわせた嚥下調整食を選択し，奥舌に直接飲食物を送り込むための食具を工夫する．あるいは体幹や頸部の角度を調整し，重力を利用して咽頭に食塊を送り込む方法を用いる．舌と硬口蓋との接触が十分でない場合には，舌接触補助床の使用を検討する.

なお，舌癌の占拠部位によっては，舌切除に加えて口腔底，下顎骨，中咽頭などの周囲組織の切除が加わることもある．例えば，舌切除に下顎骨の合併切除がなされた場合には，顎位の偏位や開口障害などが生じるため[7]，病態に応じた対応を追加する.

2）中咽頭癌

中咽頭癌は，前壁（舌根），側壁（扁桃），上壁（軟口蓋），後壁の亜部位に分類される[1]．中咽頭の広範切除では，鼻咽腔閉鎖不全や咽頭収縮低下により咽頭圧形成が困難となるため，食道入口部の通過障害による咽頭残留や誤嚥が顕著となる．再建術では鼻咽腔閉鎖を補助するための工夫がなされるが[8]，十分な機能代償が得られず，重度の嚥下障害を呈することもある.

間接訓練としては，残存機能の維持を目的として舌根後退練習や舌前方保持嚥下，メンデルソン手技などを行う．中咽頭癌術後の摂食訓練では，嚥下調整食の選択に加えて代償嚥下法や姿勢調整が特に重要となる．咽頭残留および嚥下後誤嚥の軽減には，交互嚥下，複数回嚥下，努力嚥下，chin tuck，メンデルソン手技などを用いる．また，咽頭機能に左右差がある場合には，頸部回旋嚥下や健側傾斜姿勢，一側嚥下（健側を下にした傾斜姿勢と頸部回旋姿勢のコンビネーション）を考慮する[9]．これらの代償手段は，嚥下内視鏡検査（videoendoscopy；VE）や嚥下造影検査（videofluoroscopy；VF）によってその効果を確認してから行う.

事例紹介

1．切除は舌に限局し，口腔移送の代償のみで早期に経口摂取が可能となった例

患者1：40代，男性，舌癌（pT3pN3b，Stage IVB）

現病歴：

X-4年	舌癌（左辺縁）に対して左舌部分切除術施行
X-2年	舌癌再発に対して左舌部分切除術施行
X-1年	左頸部リンパ節転移に対して左頸部郭清術（Level I-V）施行
X年	舌癌再発に対して舌亜全摘術，遊離前外側大腿皮弁による再建術 右頸部郭清術（Level I-III），気管切開術施行

術前評価：開口量3横指．挺舌時，舌はわずかに左偏倚．普通食摂取．VFでは液体の自由嚥下で喉頭侵入・誤嚥，咽頭残留はなかった.

術後評価：開口量3横指．舌の可動域制限あり．術後8日目より頸部可動域訓練，開口訓練，舌可動域訓練を開始した．術後10日目にVFを施行．液体5 ml（薄い・中間・濃いとろみ付加・とろみなし），ゼリー，お粥いずれも喉頭侵入・誤嚥はなかったが，食塊形成および移送障害のために口腔残留を認めた.

リハビリテーション：ゼリーより経口摂取を再開し，段階的に軟菜食（一口大）まで食事形態を変更した．ゼリーやペースト食は柄が長くヘッドの小さいスプーンを用いて鏡を見ながら非術側の奥舌部分に載せる．また固形物は箸を使用して臼歯

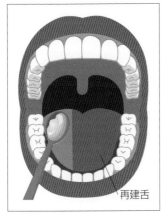

図 1. 口腔移送を代償する
ための摂食方法

に直接載せるように指導した(**図1**). 必要に応じて頭頸部を健側に側屈させる健側傾斜姿勢を用いた. また, 口腔残留を除去する目的で交互嚥下を指導した. 気管切開孔閉鎖の後, 術後27日目に自宅退院となった.

2. 著明な口腔期障害に対して, 様々な代償法を用いて最終的に経口栄養が確立した例

患者2:60代, 女性, 舌癌(pT4apN3b, Stage IVB)

現病歴:X年, 右舌癌に対して可動部舌半側切除術, 右頸部郭清術(Level Ⅰ-Ⅲ), 遊離前外側大腿皮弁による再建術, 気管切開術施行.

術前評価:未実施. 診療録より, 開口3横指程度. 軟食摂取.

術後評価:開口量1.5横指. 臼歯欠損. 口唇閉鎖不全を認めた. 術後8日目にVFを施行. 座位

にて液体5 ml(薄い・中間・濃いとろみ付加・とろみなし)およびゼリーを非術側に入れるも口腔移送は困難であった. 体幹角度を45°に調整するも代償効果はなかったが, 体幹角度30°では食塊が咽頭へ移送された. とろみなし液体では喉頭侵入を認めたが, 薄いとろみ付き液体では喉頭侵入・誤嚥はなかった.

リハビリテーション:術後10日目より間接訓練として頸部可動域訓練, 開口訓練, 舌および口唇の可動域訓練, 構音訓練を実施した. またゼリーより経口摂取を再開し, 段階的に軟菜食(きざみ・とろみ付加)まで食事形態を変更した. 口腔移送を代償するため, 柄が長くヘッドの小さいスプーンを用いて鏡を見ながら非術側の奥舌部分に載せることを指導したが, 開口制限のために食物が奥舌に届かず, 食物は口外に流出し十分な代償効果が得られなかった. 体幹角度30°では重力により咽頭へゼリーを送り込むことができたものの, 摂取に時間がかかり一食の摂取量は2割程度にとどまった(**図2-a**).

次の一手:薄いとろみを付加した経腸栄養剤を, 飲料用ボトルを用いて奥舌部分に注入して摂取し, 栄養摂取量の充足をはかった. とろみの付け方はパンフレットを用いて本人に指導した[10]. 代償嚥下法として交互嚥下を指導した. 開口障害の緩和に伴い, スプーンの口腔内での操作が容易

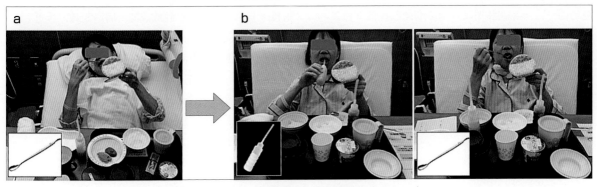

図 2. 患者2:口腔期障害の代償姿勢と食具の工夫
a:体幹角度30°, 嚥下用スプーン
b:体幹角度60°, 飲料用ボトル・嚥下用スプーン

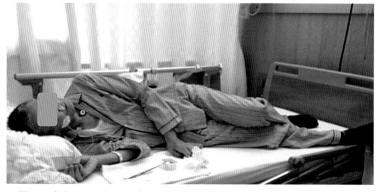

図 3. 患者 3：一側嚥下（健側を下にした側臥位と頸部回旋姿勢のコンビネーション[9]）
鼻咽腔閉鎖不全や咽頭圧形成不全[11]に加えて，舌根切除[12]や下顎骨辺縁切除による喉頭挙上障害[13]，咳反射消失による不顕性誤嚥[3]などにより嚥下障害が遷延したが，一側嚥下により健側の咽頭機能による代償嚥下が可能となった．

になった（**図2-b**）．VFによる再評価を行い，座位で軟菜きざみ食（とろみがけ）摂取，飲料はとろみ付加不要とした．気管切開孔閉鎖の後，術後39日で退院となった．

3．広範切除後の重度嚥下障害で，種々の代償法を用いて経口摂取が可能となった例

患者3：60代，男性，中咽頭癌（pT2pN0，Stage Ⅱ）

病　歴：

X-10年	左側舌白板症に対して部分切除術
X-8年	左側舌白板症に対して部分切除術
X-1年	左側舌癌に対して舌・口腔底・中咽頭側壁切除
X年	舌根部再発．中咽頭左側壁切除，左舌根切除，左頸部郭清術（Level Ⅰ-Ⅲ），下顎辺縁切除，遊離前外側大腿皮弁再建，気管切開術施行

術前評価：未実施．診療録より，普通食摂取

術後経過：術後9日より間接訓練開始．開口量2横指．左口唇麻痺，舌可動域制限を認めた．間接訓練として頸部可動域訓練，開口訓練，口唇および舌の可動域訓練および筋力強化訓練，舌根後退練習，舌前方保持嚥下，メンデルソン手技，構音訓練を実施した．術後10日目にVFを施行した．液体（中間とろみ付加），ゼリー各5 mlを不顕性誤嚥し，随意的咳によっても喀出は不十分であった．また検査食が食道入口部をほとんど通過

しないため，梨状窩残留が顕著であった．頸部回旋嚥下，メンデルソン手技，複数回嚥下，chin tuckによる代償効果はなかった．体幹角度を45°に調整し，頸部を左回旋させ，一口量を3 mlに減量すると，喉頭侵入はするものの誤嚥はしなかった．

リハビリテーション：中間とろみ水を用いて直接訓練を開始した．体幹角度45°，頸部左回旋，一口量3 mlを複数回嚥下したが，食塊は食道入口部を通過せず，ほぼ全量口から喀出されることが続いた．ゼリーでも同様であり，むせることもあった．

次の一手：VE・VFで種々の姿勢調整による効果を検討し，一側嚥下で食塊が食道入口部を通過することを確認した．多職種カンファレンスにおいて本人への指導内容と方法，頻度を検討し，病棟スタッフの協力の下，一側嚥下による摂食訓練を継続した（**図3**）．代償嚥下法として複数回嚥下，随意的な咳による喀出を指導した．栄養摂取量確保のために胃瘻が造設された．段階的に嚥下粥・ペースト食まで食事形態を変更し，楽しみとしてプリンなどの嗜好品も摂取可能となった．体幹は側臥位で30°傾斜させるまでに至った．気管切開孔閉鎖の後，術後75日目に自宅退院となった．

まとめ

頭頸部癌術後の摂食嚥下リハビリテーションに

ついて概説した．また，経口摂取に難渋した事例
を通して，介入の工夫を紹介した．

文　献

1) 日本頭頸部癌学会(編)：頭頸部癌診療ガイドライ
   ン，金原出版，2009.
2) 安達一雄ほか：喉頭保存例の頸部郭清術後の嚥下
   機能についての検討．耳鼻と臨，**53**：S118-S122,
   2007.
3) 菊池良和ほか：口腔・中咽頭癌における術後嚥下
   機能の検討．耳鼻と臨，**61**：123-128，2015.
   Summary　口腔・中咽頭癌術後でVFを行った患
   者32名の術後嚥下機能の検討．検査時にカ
   ニューレがあり，咳反射消失，咽頭クリアランス
   不良，残存舌根量が少ないほど誤嚥量も増大した．
4) 馬場　均ほか：頭頸部癌手術と嚥下障害　嚥下障
   害予防のための術中対応　嚥下機能改善手術の併
   用．耳鼻と臨，**54**：S112-S116，2008.
5) 兒玉成博ほか：口腔癌術後嚥下機能の予後因子．
   嚥下医学，**8**：197-204，2019.
   Summary　口腔癌術後患者70名における術後の
   摂食状況の検討．舌根を半分以上切除した患者，
   また高齢患者はFood Intake LEVEL Scale
   (FILS)のスコアが低く，経口摂取が困難な例が
   多かった．
6) Wall LR, et al：Physiological changes to the swal-
   lowing mechanism following(chemo)radiother-
   apy for head and neck cancer：a systematic
   review. *Dysphagia*, **28**：481-493, 2013.
7) 吉本世一ほか：機能面を考慮した口腔・中咽頭再
   建　舌根を半分以上切除した症例に対する再建
   後の嚥下機能の検討．頭頸部癌，**34**：419-423,
   2008.
8) 大上研二ほか：口腔癌・中咽頭癌の手術　機能温
   存を目指して　中咽頭癌に対する低侵襲手術と
   術後機能．口腔咽頭科，**26**：19-25，2013.
9) 武原　格ほか：訓練法のまとめ(2014版)．日摂食
   嚥下リハ会誌，**18**：55-89，2014.
   Summary　日本摂食嚥下リハビリテーション学会
   医療検討委員会による摂食嚥下障害に対する訓
   練法の総説．基礎訓練(間接訓練)・摂食訓練(直
   接訓練)の適応や禁忌，実施方法が網羅されてい
   る．
10) 横山明子ほか：とろみに関するパンフレットを用
   いた指導の患者への影響の検証と今後の対策．日
   摂食嚥下リハ会誌，**20**：140-148，2016.
   Summary　飲料へのとろみ付加が必要な嚥下障害
   患者に対してパンフレットを用いて使用法の指
   導を行ったところ，患者の知識と意欲の向上につ
   ながった．
11) 杉本良介ほか：中咽頭癌の再建術と術後機能評価
   Gehanno法再建例について．頭頸部外，**21**：47-
   53，2011.
12) 櫻庭　実ほか：口腔・中咽頭癌の機能温存を目指
   した手術　脱上皮法による中咽頭側壁癌切除後
   の再建術．耳鼻と臨，**61**：S48-S60，2015.
13) 肥後隆三郎：頭頸部癌患者における嚥下機能につ
   いて．耳鼻臨床，**106**：967-975，2013.

MB Med Reha **No.259**：**59-65**, 2021

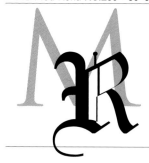

特集／次の一手！摂食嚥下障害訓練に困ったときのワザ

嚥下機能手術後に困ったときの次の一手！
：嚥下機能手術後のリハビリテーション，医療連携，患者サポート

二藤隆春[*1]　杉本真美[*2]

Abstract　重度嚥下障害に対する外科的治療，すなわち嚥下機能手術には，喉頭機能を温存しつつ経口摂取を目指す嚥下機能改善手術と，発声機能を失うが誤嚥を確実に回避することを目的とした誤嚥防止手術がある．嚥下機能改善手術後に嚥下訓練が必要であることは広く知られているが，必ずしもスムーズに経口摂取が可能となる症例ばかりでなく，退院後も誤嚥性肺炎・窒息の予防と栄養管理のためのサポート体制を構築しなければならない．誤嚥防止手術は術後に誤嚥性肺炎を予防できるが，経口摂取の可否は原疾患の嚥下機能次第とされる．適切な機能評価を行い，摂食法や食形態の工夫などにより経口摂取の質を少しでも高めることを追求すべきである．嚥下機能手術では術前から退院後まで，様々な職種が連携してリハビリテーションやサポートに取り組むことが重要である．

Key words　嚥下障害(dysphagia)，外科的治療(surgical treatment)，嚥下訓練(swallowing rehabilitation)，医療連携(medical cooperation)，在宅介護支援(home care support)

はじめに

リハビリテーションや栄養管理などの保存的治療を長期間実施しても嚥下障害が改善しない場合，外科的治療すなわち嚥下機能手術が検討される．嚥下機能手術には喉頭を温存しつつ経口摂取を目指す嚥下機能改善手術と，発声機能を失うが誤嚥を確実に回避することを目的とした誤嚥防止手術があるが[1)]，その効果を最大限に高め，安全な経口摂取を維持するためには様々な職種によるリハビリテーションや社会的なサポートが必要である．本稿では嚥下機能手術および，その術後管理とリハビリテーションについて解説する．

嚥下機能手術

1．嚥下機能改善手術

嚥下機能改善手術は喉頭機能を温存しながら，

誤嚥を減らし，食塊の咽頭通過効率を高める様々な手術法の総称であり，機能障害の存在する部位や程度に応じ，単独で，または組み合わせて実施される．輪状咽頭筋切断術と喉頭挙上術が代表的な手術法である．

咽頭期嚥下における運動障害を補填する手術であるため，嚥下障害の主たる部位が咽頭期にある症例が対象となる．また，術後に経口摂取を目指すことから，認知機能や食への意欲，姿勢を保持する身体機能が保たれている必要がある．ワレンベルグ症候群や頭蓋底・頸部腫瘍による下位脳神経麻痺などは良い適応である．封入体筋炎や多発性筋炎，眼咽頭型筋ジストロフィーなど，緩徐進行性の神経筋疾患でも有効な場合がある．実際の手術実施にあたっては，期待される効果と手術侵襲を天秤にかけて判断することとなる．術後に経口摂取が容易となり，経管栄養から離脱できる可

[*1] Takaharu NITO，〒350-8550 埼玉県川越市鴨田1981 埼玉医科大学総合医療センター耳鼻咽喉科，准教授
[*2] Mami SUGIMOTO，同センターリハビリテーション部，言語聴覚士

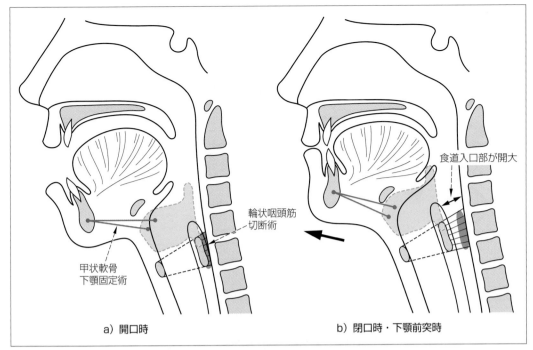

図 1. 随意的上部食道口開大術(棚橋法)

喉頭挙上術(甲状軟骨下顎固定術)と輪状咽頭筋切断術を併施する. 下顎と喉頭が連動するので,
閉口時や下顎前突時に喉頭が前上方に移動し, 食道入口部は開大する.

(文献5より)

能性が高いならば, 手術の良い適応といえる. また効果が限定的であっても, より良い状態にできるならば相対的適応として許容されるが, より低侵襲であるほうが望ましい.

　輪状咽頭筋切断術は, 上部食道括約筋である輪状咽頭筋の一部を切除することにより, 食道入口部の通過抵抗を減弱させる手術である. 従来より頸部外切開による手術が行われてきたが[2], 近年は経口的な手術も普及しつつある[3]. 輪状咽頭筋の瘢痕化や弛緩不全により, 嚥下造影検査(video-fluorography;VF)で輪状咽頭筋圧痕像(crico-pharyngeal bar;CP bar)を呈するような病態は絶対的適応である. 咽頭圧低下例も嚥下反射惹起遅延が軽度〜中等度なら, 効果が期待できる.

　喉頭挙上術は喉頭挙上制限や嚥下反射惹起遅延などによる物理的・時間的な食道入口部開大障害に対して, 喉頭を下顎や舌骨など上方の構造物と接近させる手術法であり, 甲状軟骨下顎固定術(接近術), 甲状軟骨舌骨下顎固定術, 甲状軟骨舌骨固定術などがある. 甲状軟骨と下顎を接近させる手術では, 一過性であるものの喉頭浮腫による

気道狭窄が生じるため, 同時に気管切開術を行う必要がある. 嚥下反射の惹起性が高度に障害されている場合は, 甲状軟骨下顎固定術と輪状咽頭筋切断術を併施する手術が必要となる. 下顎を前方に突出することにより食道入口部を開大させられることから, 随意的上部食道口開大術(いわゆる棚橋法)とも呼ばれる[4](図1).

　音声・言語の改善を目的として実施される機会の多い咽頭弁形成術や声帯内方移動術, 声帯充填術は嚥下機能も改善し得るが, その効果は小さく, 輪状咽頭筋切断術や喉頭挙上術と組み合わせて実施されることが多い[6].

2. 誤嚥防止手術

　誤嚥防止術は気道と食道を分離することにより, 誤嚥を完全に防ぐことを目的とした手術であり, 分離する部位と方法により様々な手術法が考案されている. 術後は発声機能が失われ, 呼吸路として永久気管孔が必要となるが, 誤嚥性肺炎の予防, 吸引回数の減少による介護者の負担軽減が期待でき, 嚥下機能次第では経口摂取を再開することができる.

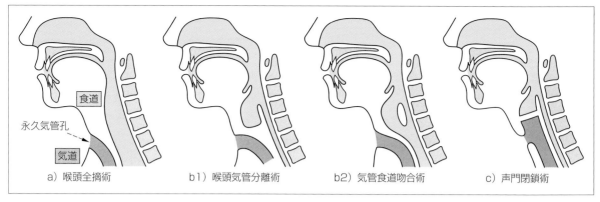

図 2. 様々な誤嚥防止手術

（文献 5 より引用）

誤嚥性肺炎の反復や制御困難な唾液誤嚥により，気管切開が実施されている，または必要と判断される状況で誤嚥防止手術を検討する．基本的に不可逆的な治療となるため，症状が進行性もしくは固定化していることが前提となる．また，術後に発声機能を喪失するため，原則的に発声機能が障害され会話によるコミュニケーションが困難な症例を対象とする．誤嚥や人工呼吸器装着により気管カニューレを常時必要とし，結果的に発声できない状態でも検討される．ただし，重度の構音障害があっても発声することでコミュニケーションが成り立っている場合もあるため，一方的にその価値を決めつけてはならない．以上の内容を患者や家族に十分説明し，同意が得られた場合にのみ手術を実施する[7]．患者との意思疎通が困難な場合は，慎重に方針を決定する．

対象となる疾患は，筋萎縮性側索硬化症や多系統萎縮症，進行性核上性麻痺などの神経難病，意識障害や言語障害などの後遺症を伴う脳血管障害や頭部外傷，脳性麻痺や遺伝子異常などが多い．手術侵襲や慢性疾患，低栄養などによるサルコペニアから重度の嚥下障害となり，誤嚥防止手術を選択せざるを得ないこともある．

これまでに誤嚥防止を目的とした多くの手術法が考案されているが，気道と食道の分離法と部位から，a)喉頭摘出，b)気管離断，c)喉頭閉鎖の3種に分けることができる（**図2**）．誤嚥防止効果は同じであるが，各々の手術法には手術侵襲や術後の機能などの点で特徴があり，患者の状態や術者の経験で選択されている．

喉頭摘出による誤嚥防止術は，古典的な喉頭全摘術のほか，喉頭中央部切除術のような簡便化した手術法も報告されている[8]．輪状軟骨が切除され，輪状咽頭筋が起始部で外されるため，他の術式と比較して嚥下機能の点で有利である．

気管離断による誤嚥防止術には，気管を離断後に頭側断端を閉鎖する喉頭気管分離術（laryngo-tracheal separation；LTS）と，気管の頭側断端と食道を端側吻合する気管食道吻合術（tracheo-esophageal diversion；TED）がある[9)10)]．喉頭を温存することから，保護者が非可逆的な方法を受け入れにくい小児患者で実施されることが多い．TEDはLTSと比較して術創部の縫合不全が生じやすいが，喉頭経由での嚥下が可能となり，また食道発声により声門を用いた良好な音声が得られる場合もある．近年では，ボイスプロテーゼを用いた気管食道シャント術を併用して音声温存を目指した手術法（TED with tracheoesophageal puncture；TED with TEP）も報告されている[11]．

喉頭閉鎖による誤嚥防止手術では，輪状軟骨と甲状軟骨の一部を鉗除し，閉鎖部を筋弁で補強する声門閉鎖術[12]は瘻孔が生じにくく，局所麻酔下でも実施可能であることから，近年普及している．硬い輪状軟骨の枠組みを用いて造設する永久気管孔は術後に狭小化しにくいため，気管カニューレが使用しなくても済む（いわゆるカニューレフリー）という利点もある．

周術期の管理とリハビリテーション

術前は外来で，もしくは少し早めに入院して，

言語聴覚士(ST)とともに嚥下内視鏡検査(VE)やVF を実施し，情報を共有する．また，術後の誤嚥性肺炎や術創部感染の予防のため，歯科医師・歯科衛生士に口腔内の評価とケアを依頼する．栄養状態や逆流，下痢などの問題があれば，適切な栄養投与法や栄養剤などを管理栄養士と相談する．

術後の管理とリハビリテーションについては，嚥下機能改善手術と誤嚥防止手術をそれぞれ解説する．特に，術前から嚥下法が大きく変化する棚橋法の術後はリハビリテーションが極めて重要である．

1．嚥下機能改善手術

喉頭挙上術後は気管切開され，カフ付き気管カニューレが留置されている．手術直後は術創部の疼痛と下方への牽引のため，顎を引いた状態となり，喉頭浮腫も加わって，咽頭腔に唾液が貯留している．疼痛が軽減してきたら，ゆっくりと下顎を前突させたり，頸部を回旋させる．牽引糸の断裂や甲状軟骨の破壊につながるので急速な動きは避ける．舌や顔面，上肢の運動は，術後早期から開始することが可能である．小脳脳幹病変の患者では体幹失調のため，頸部に過剰な緊張が入っている場合が多いので[13]，理学療法士(PT)も早期から介入すると良い．

排痰能力が十分にあり，唾液の誤嚥が減ってきたら，できるだけ早期に気管カニューレをスピーチカニューレに変更する．気管孔を閉鎖するタイミングはリハビリテーションの進捗状況により判断する．

棚橋法の術後は下顎を前突させると，連動して舌骨や喉頭が前方に移動し，食道入口部が開大する（**図 1-b**）．VF や VE で確認しながら前突させる方向や程度を決定する．過度に前突させると頸部の緊張が強くなり逆効果のことがあるので，無理なく繰り返し実施できるような程度が望ましい．術前に顎を引いて嚥下するよう指導されている場合が多いため，ST とともに繰り返し実施する必要がある．VE や VF の動画を見せながら指導すると理解が深まる．咽頭収縮や食道入口部の通過

に左右差がある場合は，頸部回旋も試みる．喉頭が側方に牽引され，対側の食道入口部が開大するため，下顎前突がうまくできない患者でも試してみると良い．

直接訓練では，とろみを付けた液体やゼリーなど，咽頭を通過しやすいものから開始する．慣れてきたら粘度を変えたり，量を増やしたりし，さらに咀嚼の必要な食品にステップアップをはかる．咀嚼運動を行うと下顎の動きに合わせて食道入口部が開閉し，食形態や量によっては誤嚥しやすくなるため，適切な一口量や食形態を VE やVF で確認する．新しい嚥下法に慣れてきたら，看護師の介助や自力での摂取に移行する．

口腔の食塊移送が不良な場合，上を向いて頸部を伸展させると下顎が下方に牽引されて，食道入口部が閉鎖してしまうので誤嚥しやすくなる．リクライニング位として，枕を高くして下顎を前突するなど，姿勢を工夫してみる．舌の萎縮や運動制限がある場合は舌接触補助床も検討する．

誤嚥してもむせにくかったり，十分に喀出できない場合，安全に経口摂取を継続することは困難であり，楽しみ程度にとどまる可能性が高い．呼吸機能が低下している場合は，呼吸リズムの不安定さから誤嚥しやすくなり，軽微な誤嚥でも肺炎を発症しやすい．常に多量の唾液を誤嚥しているような状態では誤嚥防止手術を検討すべきである．

ワレンベルグ症候群の患者では食道蠕動運動が不良な場合が多く，棚橋法の術後に胃食道逆流や嘔吐が問題となることがある．経口摂取や経管栄養後は 2 時間程度，座位を保って仰臥位にならないようにしたり，前屈みになって腹部を圧迫しないよう指導する．

食道入口部にウェブが認められる場合は，輪状咽頭筋の切断が不十分であったり，術後の癒着が生じている可能性がある．部分的に瘢痕化しているとバルーンによる拡張効果は得られにくいので，食塊の通過に影響を及ぼすようなら，再手術が可能か手術を行った耳鼻咽喉科医に相談すると良い．

2．誤嚥防止手術

誤嚥防止手術後に生じ得る重大な合併症は，分離・閉鎖部の縫合不全・瘻孔形成であり，慎重な観察が必要となる．可能なら10日目頃にVFを実施し，瘻孔が認められなければ経口摂取が開始可能となる．術前は誤嚥しやすかったとろみのない液体も摂取可能となるため，まずは水から始め，術創部の状態を観察しながら嚥下機能に応じて徐々に食形態を向上させていく．

誤嚥防止手術を行う患者は，原疾患の進行に加え，絶飲食によりさらに嚥下機能が低下している場合も多い．しかし，誤嚥や窒息がなくなるため，とろみを付けない液体やばらけたり，べたつくような食品などを試すことも可能となる．それまでの経験を一旦リセットして，退院するまでの間に姿勢や介助法を工夫しながら，摂取可能な食形態の限界を探索していくと良い．口腔内で陰圧を作ることによりストローを用いることができる場合もある．精神機能や身体機能が低下し，自力での経口摂取が困難な患者も多いため，得られた情報を家族や介護者と共有する．

喉頭を残す術式の誤嚥防止手術を行った患者では，誤嚥していなくてもむせることがある．むせても危険ではないが苦痛を伴うので，むせないような食形態や量を工夫する必要がある．通常は感覚が鈍麻し徐々にむせなくなるが，いつまでもむせるときは，耳鼻咽喉科医に喉頭全摘術や上喉頭神経切断などの追加治療が可能か相談する．

退院後の管理とリハビリテーション

嚥下機能改善手術後は，新たな嚥下法の習熟により，摂食内容に向上が得られる場合も多いが，慣れていくにしたがい，自己流となったり，危険性の高い食品を試してみたりするなどして誤嚥性肺炎や窒息が生じる可能性もあるので，時々摂食している様子を観察したり，外来で聴取したほうが良い．また，長期的には加齢や原疾患の進行などにより，嚥下機能が悪化していくことも考えられる．地域内に嚥下障害の専門医が不在の場合も多く，かかりつけ医院や急性期病院の医師，歯科医師，訪問看護ステーションの看護師，ST，管理栄養士，ケアマネジャーなどとの連携が重要となる．また，嚥下機能手術後の患者に限らないが，嚥下障害患者の多くは医学的な問題のみならず，介護力不足や経済的な問題などを抱えており，医療の支援だけでは不十分であり，介護や行政の支援が必要となる[14]．

退院前に医療ソーシャルワーカー（MSW）を介して，かかりつけの医院や訪問看護ステーションのスタッフに集まっていただき，治療経過や現状を説明し，退院後のリハビリテーションのプランを一緒に考えることが望ましい．

症例呈示

70歳台後半，女性

主　訴：嚥下困難

現病歴：めまいと構音障害が出現し，A病院に救急搬送された．橋下部から延髄外側にかけての脳梗塞を認めたため入院し，保存的加療を受けていたが，2日後に呼吸停止し，緊急気管挿管後，人工呼吸器管理となった．経過中一時的に気管切開されていた．重度の嚥下障害が残存し，約2か月後にB病院に転院した．1か月後に胃瘻が造設され，約5か月間のリハビリテーションの後，自宅退院となった．退院後はバルーン拡張訓練を実施していた．経口摂取を希望し，2か月後に当科を受診した．

既往歴：脳梗塞（12年前，初回），糖尿病

現症（初診時・入院時）：左上下肢の失調あり，杖を使用して歩行しているが，端座位は可能であった．軽度の運動障害性構音障害があり，発話明瞭度2，異常度2．舌の可動域制限はないが，運動速度，巧緻性の低下があり，舌圧は27.9 kPaであった．軟口蓋は左側でやや挙上量低下．咽頭腔に唾液が貯留するも，喉頭流入を認めなかった．左声帯は正中位で固定．喉頭反射あり（**図3-a**）．RSST 0回．肩や頸部の筋緊張が強かった．

経　過：高齢であったが，認知機能が保たれ，身

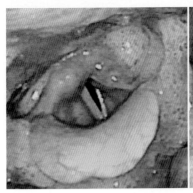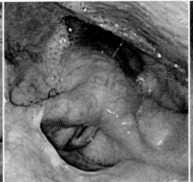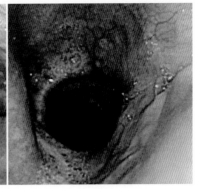

図 3. 症例 1 の内視鏡検査所見　　　　　a｜b｜c
　　a：術前の咽頭・喉頭所見
　　b：術後の咽頭・喉頭所見
　　c：術後の食道所見

体機能も比較的良好であったことから，楽しみ程度でも経口摂取が可能となることを目指し，嚥下機能改善手術を行うこととした．入院後からSTによる機能評価および頸部や上肢のストレッチ，呼吸練習，舌の分離運動を実施した．両側輪状咽頭筋切断術，喉頭挙上術（甲状軟骨下顎固定術），気管切開術を施行後，3 日目よりストレッチ，舌の分離運動，嚥下おでこ体操などの間接訓練を開始した．動作は性急で運動速度のコントロールが困難であり，唾液嚥下時の連動性が不良で，体幹の筋緊張が強くなる傾向にあった．並行して，歩行訓練など理学療法も実施した．術後 4 日目の喉頭内視鏡検査で咽頭腔の唾液貯留が少量であったことから，スピーチカニューレに変更し，発声や排痰の訓練を開始した．10 日目に実施した VF では下顎前突で食道入口部が開大し，嚥下した造影剤がほぼ重力で食道まで通過した．少量ならば誤嚥は生じなかった．右頸部回旋で食道入口部がさらに広がり，残留も少なかったため，翌日より一口量 3 g のゼリーとヨーグルトを用いた直接訓練を開始した．頸部の角度調整に難渋し，また嚥下時に顎を引きすぎるため，指導と確認を丁寧に行った．時々，気管孔よりヨーグルトが排出されたため，定期的な咳払いを促した．経過中に数回嘔吐がみられ，食後に座位を守り，前屈みにならないように指導した．喉頭内視鏡検査では喉頭浮腫を認めず，食道入口部は大きく開大していたが，食道蠕動運動が不良であった（**図 3-b，c**）．誤

嚥が減少したことを確認して，術後 1 か月目に気管孔を閉鎖した．MSW を介して訪問看護ステーションの看護師や ST に来院していただき，状況を説明するとともに，当院のスタッフと打ち合わせを行ったのち，紹介元の B 病院を経由して自宅に退院した．週に数回，訪問看護ステーションの ST が自宅で嚥下訓練を実施している．B 病院と当院には定期的に通院していただき，嚥下機能評価をしながら，経口摂取の状況や肺炎の有無を確認している．

おわりに

嚥下機能手術および術後のリハビリテーションやサポート体制について解説した．手術を行った施設とリハビリテーションを実施する施設は異なる場合も多いと思われるが，手術適応や訓練法についてお互いにコンサルトやアドバイスをしやすい関係を普段から構築しておくことが大切である．

文　献

1) 日本耳鼻咽喉科学会（編）：嚥下障害診療ガイドライン 2018 年版，pp. 29-30，金原出版，2018.
2) Kaplan S：Paralysis of deglutition. a post-poliomyelitis complication treated by section of the cricopharyngeus muscle. *Ann Surg*, **133**：572-573, 1951.
3) Halvorson DJ, Kubb FA：Transmucosal cricopharyngeal myotomy with the potassium-titanyl-phosphate laser in the treatment of crico-

pharyngeal dysmotility. *Ann Otol Rhinol Laryngol*, **103**：173-177, 1994.

4) 棚橋汀路：嚥下不能症に対する機能回復手術. 名大分院年報, **9**：391-398, 1975.

5) 二藤隆春：誤嚥防止術・嚥下機能改善術. 野崎園子（編）, 病院と在宅をつなぐ 脳神経内科の摂食嚥下障害―病態理解と専門職の視点―, pp. 84-89, 全日本病院出版会, 2018.

6) 千年俊一：嚥下障害の手術 経口的嚥下機能改善手術. *JOHNS*, **35**：1347-1350, 2019.

7) 田山二朗：上部消化管運動機能の障害 誤嚥の手術的治療. 日気食会報, **46**：387-393, 1995.

8) 香取幸夫ほか：重度誤嚥に対して喉頭中央部切除術を施行した2症例. 嚥下医学, **1**：184-190, 2012.

9) Lindeman RC：Diverting the paralyzed larynx：a reversible procedure for intractable aspiration. *Laryngoscope*, **85**：157-180, 1975.

10) Lindeman RC, Sutton D：Clinical experience with the tracheoesophageal anastomosis for intractable aspiration. *Ann Otol*, **85**：609-612, 1976.

11) Umezaki T, et al：Tracheoesophageal diversion and puncture operation for intractable aspiration：A case series. *Laryngoscope*, **128**：1791-1794, 2018.

12) 鹿野真人ほか：長期臥床症例に対する輪状軟骨鉗除を併用する声門閉鎖術. 喉頭, **20**：5-12, 2008.

13) 藤谷順子：嚥下訓練. 耳喉頭頸, **90**(10)：835-841, 2019.

14) 加藤健吾, 香取幸夫：嚥下障害診療における地域連携の進め方. *MB ENTONI*, **252**：63-68, 2020.

四季を楽しむ

ビジュアル 好評

嚥下食レシピ

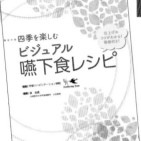

監修・執筆 宇部リハビリテーション病院
田辺のぶか，東　栄治，米村礼子

Swallowing Team

編集 原　浩貴（川崎医科大学耳鼻咽喉科　主任教授）

2019年2月発行　B5判　150頁　定価3,960円（本体3,600円＋税）

見て楽しい、食べて美味しい、四季を代表する22の嚥下食レシピを掲載！
お雑煮からバーベキュー、ビールゼリーまで、イベント食、お祝い食に大活躍！
詳細な写真付きの工程説明と、仕上げのコツがわかる動画で、作り方が見て
わかりやすく、嚥下障害の基本的知識も解説された、充実の1冊です。

食べやすさ，栄養，見た目，
味を追及したレシピ！

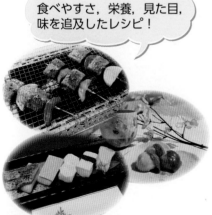

豊富な写真で工程
が見てわかる！

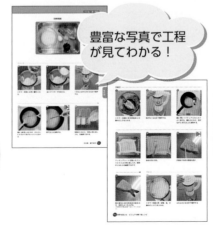

動画付きで仕上げの
コツが見てわかる！

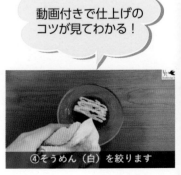
④そうめん（白）を絞ります

全日本病院出版会
www.zenniti.com
〒113-0033 東京都文京区本郷3-16-4　Tel：03-5689-5989
Fax：03-5689-8030

MB Med Reha **No.259**：67-72, 2021

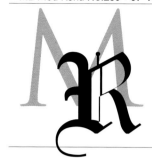

特集／次の一手！摂食嚥下障害訓練に困ったときのワザ

認知症高齢者の摂食嚥下障害への次の一手！ ：最期まで食べる喜びを支えるために

山田律子*

　Abstract　　本稿では，摂食嚥下障害のある認知症高齢者の食べる喜びを最期まで支えるリハビリテーションの考え方を述べたうえで，ワザとしての次の一手について述べる．
　摂食嚥下障害がある認知症高齢者へのリハビリテーションでは，「摂食嚥下障害訓練」から「摂食嚥下機能を引き出す場づくり」といった視点の転換が必要になる．その際，まずは生活史をはじめ認知症である「その人」の理解を深めることで，個々人の摂食嚥下機能を引き出す環境を整えることから始まる．
　認知症の重症度が「中等度・重度」と「終末期」ではリハビリテーションの方向性が異なるため，次なる一手も異なる．中等度・重度認知症では，低栄養に留意して摂食嚥下機能を最大限に引き出し，自分で食べる喜びを目指す．終末期では，低栄養になるのが自然な経過であるため，無理なく美味しく食べられることを重視した comfort feeding を目指す．いずれも訓練室のリハビリテーションから，食事場面を中心に生活場面を観察・査定してのリハビリテーションが必要であり，本人の視点に立った観察によって次なる一手を見出すことが可能になる．

　Key words　　認知症(dementia or major neurocognitive disorder)，摂食嚥下障害(dysphagia)，環境(environment)，食べる喜び(comfort feeding)

はじめに

　認知症をもつ高齢者(以下，認知症高齢者)は，コロナ禍において家族との面会や社会的交流が減少し，そのことが食欲にまで影響が及んでいることがある．一方，会話せずに「静かな環境」での食事は，注意障害がある認知症高齢者にとって食べることに専心しやすいという良い一面もある．さらに手続き記憶を活かして，認知症高齢者の手指衛生を習慣化することで，COVID-19 感染予防のみならず他の感染予防につながる．認知症高齢者は環境の影響を受けやすいため，専門職としての知恵と工夫によって，コロナ禍における新たな生活様式をも活かしていくことが求められている．

　本稿では，まず認知症高齢者へのリハビリテーションにおける考え方を述べたうえで，摂食嚥下障害のある認知症高齢者の食べる喜びを最期まで支えるという視点に立ち，食事場面で困ったときのワザとしての次の一手について述べる．

認知症高齢者への
リハビリテーションにおける考え方

1．「機能訓練」から「機能を引き出す場づくり」へ

　摂食嚥下障害がある認知症高齢者へのリハビリテーションでは，「摂食嚥下訓練」から「摂食嚥下機能を引き出し，食べる喜びを高める場づくり」といった考え方の転換が必要になる．認知症は注意障害や記憶障害のほか，発語・言語機能や理解力などに支障をきたすため，音声言語で伝えたこ

* Ritsuko YAMADA，〒 061-0293 北海道石狩郡当別町金沢 1757　北海道医療大学看護福祉学部，教授

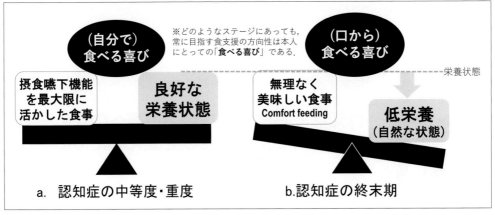

図 1. 認知症の重症度を踏まえた摂食嚥下リハビリテーションの方向性
　a：中等度・重度の認知症高齢者では，低栄養に留意しながら，摂食嚥下機能を最大限に引き
　　出し，自分で食べる喜びを目指す．終末期に近づくにつれて摂食力が低下した場合には，介
　　助で口から食べる喜びへとシフトしていく．
　b：認知症の終末期では，低栄養になることは自然な経過であるため，認知症高齢者が食べた
　　い物を食べられるだけ，口から食べる喜びや本人の満足感を大切にした食支援を目指す．

とを聴覚的に理解して実行するという方法による機能訓練は難しくなる．

　認知症高齢者へのリハビリテーションで大切なことは，まずは生活史や価値観をヒントに「その人」の理解を深め，場の力を活かして「もてる力」を最大限に引き出すことである．例えば，食卓上に何もないと黙って座っているだけかもしれないが，お茶を飲むことを日課としていた人では使い慣れた茶器が食卓上に置かれた途端，「お茶でも入れましょうか」とお茶をふるまい，自分も美味しそうにお茶を飲むという行動が引き出されることがある．また，流動食では咀嚼せずに嚥下するが，その中に固形物が入ると咀嚼機能が引き出される．このように環境を整えることで認知症高齢者のもてる力を引き出すリハビリテーションが重要となるため，訓練室のリハビリテーションから，食事場面を中心に生活場面を観察・査定してのリハビリテーションが必要になる．

2．認知症の病態で異なる食支援の方向性

　認知症の原因疾患や重症度によって認知機能障害が異なるため，リハビリテーションの方向性が異なる．このため，認知症の病態に関する知識を深めることが必要である．特に「認知症の重症度」が"軽度から重度"と"終末期"の食事では，リハビリテーションの方向性が大きく異なる（図1）．終末期に至るまでは，低栄養に留意しながら認知症高齢者が自分で食べる喜びを支援するが，人生の最終段階である終末期では，低栄養になることが自然な経過であるため，無理なく美味しく口から食べられることを重視したcomfort feeding[1]を目指す．なお，臨床で次の一手を必要とするのは，認知症の中等度以降が想定されることから，以下では認知症の重症度によって「中等度・重度」と「終末期」に分けて述べる．また，我が国で最も多い認知症の原因疾患がアルツハイマー型認知症（Alzheimer-type dementia；ATD）であるため，以下ではATDを中心に述べる．

　ここでリハビリテーションを進めるうえで最も留意すべきは，まず「本人を知ること」であり，そのうえで認知症の病態を考慮して環境を調整するという順序を間違わないことである．認知症の原因疾患や重症度の特徴で当てはめるようなリハビリテーションでは偏見が生じ，本人のもてる力を見失う．本人の「食べたい」という思いを大切に，生活史や価値観をリハビリテーションに取り入れ工夫しても，もてる力が十分に引き出されなかったり，行き詰まったりしたときに，認知症の病態を考慮した環境を整える一手を用いることで，本人の食べる喜びが引き出されることがある．

中等度・重度の認知症高齢者への
食支援の方向性と次の一手

中等度・重度の認知症高齢者へのリハビリテーションでは，「低栄養に留意して，最大限に摂食嚥下機能を引き出すことで食べる喜びを高めること」を目標に支援する．重度の認知症となり多職種で工夫しても主体的な摂食動作が困難になった場合には，「依存できること（介助を受けること）」もその人の力と捉えて，「咀嚼嚥下機能を保ち，口から食べる喜びを高めること」へとリハビリテーションの目標をシフトしていく．

1．摂食を開始できない場合の次の一手
1）視線が食事以外のものに向いている場合

a）静かな食事空間：認知症は原因疾患によらず注意障害を伴う．選択性注意障害により，食事以外のものに注意が向くと食べ始めることができなくなる．例えば，人の行き来や物音などに本人の視線が向いて摂食を開始できない場合には，食事空間を整える必要がある．

b）専心できる食事の提供：注意は情動も関与するため，本人が食べたいと思える食事が提供されているかどうかの点検が必要である．同じ食品でも，食器の大きさや色・形，盛り付け方を変えるだけで食べたいという気持ちになることがある．特に好物は有効である．本人の好みや価値観を踏まえた食事の場づくりが，主体的な摂食開始につながる．

配分性注意障害によって「〜しながら食べる」ことが難しくなり，さらに持続性注意障害によって食事に注意を維持する時間も限られる．食べているときは静けさを保ち，食事に専心できるようにし，食後に会話を楽しむといった切り替えの支援が必要である．

2）ぼんやりと座っている場合の次の一手

a）食事のスタートを支援：失認によって食事を認識できていない場合や，失行によってどのように食べて良いのかわからなくなっている場合に，摂食を開始できないことがある．この場合に

食事を見たり，食べている人を見たりすることもある．五感を活用し，食べ物を見てもらいながら献立を伝え，一口摂取してもらうことで「美味しい」と認識できたり，利き手に食具，反対の手に器を持つといった食の構えを作ると，手続き記憶が引き出されて食べられる場合がある．

b）生活リズムの調整：休息と活動のバランスや睡眠覚醒リズムの乱れから，ぼうっとしていることがある．活動耐性が低下している高齢者では，機能訓練直後の食事は疲労や眠気で食べる状態にないことがある．その場合には一度休息をとり，リセットするのも良い．生活リズムを考慮して，リハビリテーションプログラムの時間帯を検討することが必要である．

c）日々の生活での主体性を高める支援：主体的に生きようとする力が奪われかけている場合がある．いきいきと暮らすための主体的な活動や役割，日常生活における自己決定への支援など，食事のみならず毎日の暮らしのあり方を見直すことが必要である．

2．食事摂取量が少ない場合の次の一手

日々の食事摂取量の観察は不可欠であるが，栄養状態の評価は1週間単位で行う．誰でも食べたくないときがあり，90歳以上の超高齢者では食も細る．ただし，食事摂取量の75％以下が継続するなど，体重が減少する程に食事摂取量が減少している場合には，早期に食べない要因を査定する必要がある．低栄養になり過ぎると食べる気力すら奪うため，経管栄養などによる栄養改善が必要になる前に対応するようにしたい．

1）食事場面を通して見出す一手

a）姿勢の調整：不自然な姿勢での食事摂取が疲労をもたらし，食事摂取量に影響している場合がある．車椅子のアームが食卓にぶつかり体幹との距離が開いて食べこぼしが増えたり，食卓が高かったり，座面が不安定なことで姿勢が食事中に崩れ，スムーズな摂食動作を妨げて疲労を助長していたりする．歩行できない高齢者では，尚のこと車椅子から食卓用の椅子に座り直すことで食事

姿勢が安定するほか，拘縮を予防し，仙骨部の骨突出を軽減し，褥瘡予防にもつながるという副次的効果もある．

b）食事のセッティングの工夫：食事摂取量が低下しているときに，盛り付けや彩りなど見た目にも美味しそうと思えるよう五感を活かした食事のセッティングは重要である．食事を食べられなかったときに，あんことご飯を交互に食べることで，美味しいと完食される認知症高齢者の方もいる．食欲が低下している場合に，次の一手として，良い思い出を呼び覚ます好物があると食べ始めるきっかけとなることがある．

c）美味しさを高める身体の整え：本人の好みの味付けにも配慮しつつ，舌苔などで味覚の低下を助長していないか口腔環境が整っているのかを見直す．味蕾細胞が味を感知するためには水分が必要である．口腔乾燥がある場合には薬剤性の影響も査定したうえで，唾液腺マッサージなどを取り入れるのも一つである．鼻が詰まっていると風味を感じにくく美味しさも半減するため，鼻をかんでから食べるような支援も有効である．

d）食べない理由を本人に確認：レビー小体型認知症（dementia with Lewy bodies；DLB）の幻視や錯視，妄想などの多様で特有の症状が食べない原因であることがある．ATDでは記憶障害によって直前のことも回答するのが難しくなるが，DLBでは食べられない理由を話すことができ，原因を特定できることがある．例えば，ふりかけが虫に見える錯視や，妄想によって毒が入っているなどがあり，前者では事前にふりかけをかけないことや，後者だと一緒に盛り付け直したり時間を置いたりすることで再び食べられることがある．

2）食事と関連する生活や健康を捉えることで見出す一手

a）排泄リズムの調整：高齢者は便秘になりやすく，特にDLBでは自律神経症状も伴うために，尚のこと便秘になりやすい．腹部膨満から食欲が低下していることもある．さらに下剤が適切でないと下痢と便秘を繰り返したり，夜間に排便があ

るなどして睡眠覚醒リズムにまで影響を及ぼしていることがある．排泄リズムを整えることで，結果として食事が安定して食べられるようになることがある．

b）気分を高める支援：認知症によって気分や意欲の低下が影響していることがある．自尊心が脅かされると食べる気力すら奪われるため，本人の自信や誇り，自尊心を保つことができるような日々の支援が大切である．例えば，普段少量しか食べず，食事摂食量が減っていたおしゃれな女性では，化粧をして周囲から綺麗と褒められた後に食事をすると「美味しいね」と全量摂取できるということがある．

c）健康管理：食事摂取量の低下の背景に合併症が隠されていないかの査定も必要である．高齢者では，疾患特有の症状が出現せずに「食欲がない」「なんとなく元気がない」などのいつもとは異なる状態から合併症が発見されることも多い．早期治療により，再び食べることが可能になることがある．

3．食事時間が40分以上要するときの次の一手

食事のどの場面で時間を要しているのか査定する．食事開始に時間を要している場合には，前述の内容を参考に摂食開始までの時間が短くなるように環境を整える．摂食動作に時間を要している場合には姿勢が適切でない場合が多々ある．食べ物をすくう動作に時間を要するのか，口に運ぶまでの時間がかかるのか，口に入れようとして食べ物を取りこぼし，落とした食べ物が気になり拾うことに時間がかかっているのかでは，支援の方向性も異なる．まずは何に時間を要しているのか査定すると，次の一手が自ずとみえてくる．

人生最終段階（終末期）にある認知症高齢者への次の一手

認知症の終末期では身体は食べることを欲しなくなるため，低栄養は自然な経過である．このため終末期のリハビリテーションでは，「誤嚥性肺

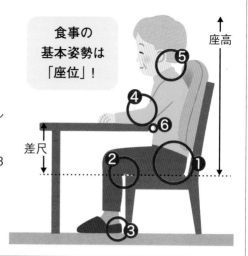

可能な限り**車椅子**ではなく，**椅子**に座り直す

❶ **骨盤**を座面に対して**垂直**に立てる

❷ **奥行き**→深く腰掛けた時に足と座面の隙間に
　手の平が入る程度

❸ **足底は床につく**

❹ **食卓の高さ**→肘を90°屈曲して手前へスライドし
　たときに食卓に前腕が載る高さよりも
　数cm高い程度
　→（人間工学による適切な高さ）差尺／座高≦1/3

❺ **頚部**はやや**前屈位**，
　背部に**U字型クッション**を活用すると安定する

❻ **体幹**と**食卓**との距離は開けすぎない
　（2〜3横指）

食事の
基本姿勢は
「座位」！

座高

差尺

図 2. 安定した食事姿勢の調整

炎などのリスクに留意して，口から無理なく，美味しく食べられるだけ食べることを重視した comfort feeding（食べる喜び）」を目標とする．

1．食事前の身体を整えるための一手

1）覚醒の見極めと高める支援

認知症の終末期では，睡眠時間が1日16〜18時間に及ぶため，食べるためにはすっきりと目覚めることのできるタイミングをみて，覚醒を高めていく支援が必要になる．無理のないよう目覚めたときに，カーテンを開けて光環境を整えたり，好きな音楽を聴いたりしながら，一度起き上がり足底を床に着くことができるように支援すると覚醒が高まる．座位保持や体動もできなくなる時期でもあるため，不動化による苦痛を最小限にすることが食欲にもつながる．

2）すっきり排泄するための支援

「睡眠」「排泄」「食事」は連動しており，生きるうえの最も基本的な暮らしともいえる．終末期は排尿・排便に関連する筋力も低下するが，重力の働きを活かして座位保持ができない状況でもトイレに支えて座ることが，すっきりとした排泄につながり，結果として食べることにつながる．

3）安定した姿勢保持のための支援

終末期は座位保持も困難になる時期であるために，食事の際には安定した座面で，また大きめのU字型クッションで背部の隙間を包み込むように

すると食事中の姿勢が安定する（**図2**）．

2．口から食べる喜びを支える食事中の一手

1）口を開かないときの支援

終末期は食事を認知できていなかったり，時間を要したりする．まずは食事介助者がよく見える位置に座り，笑顔で視線を合わせ，本人が安心できるところから始める．安心が保証できないと食べることにつながらないからである．次に食器の中の食品やスプーンの上の食事を見ることができたら食事介助を開始する．食べ物をのせたスプーンを下口唇に付けると信号になり口が開くことがある．手が口元まで運べる場合には，手まり寿司のように手でつまんで食べることができるフィンガーフードを用意すると，自然に口に運べることがある．食事介助の際には，口が開くタイミングを見逃さずに次の一口を介助する．開口も小さくなるため，坪が浅めのスプーンを用いると口中に運びやすく，また柄が長いスプーンを鉛筆持ちすると舌の動きがわかりやすく介助しやすい．

2）嚥下機能に配慮した食欲を高める食事提供

終末期は嚥下障害が出現するため，食形態にも十分に配慮する必要がある．水分もゼリーにすると喉ごしも良く嚥下しやすくなる．食欲が低下する終末期だからこそ，好物は有効である．毎日，家族が差し入れする好物のエクレアを2本，昼食代わりに亡くなる直前まで幸せな表情で食べてい

た高齢者もいる．提供した食品が食べられない場合に，例えば煮豆などスイッチできる食品を冷蔵庫にストックしておき，交換すると食べられる場合がある．

Palecek ら[1]が提唱するように，終末期では本人が苦痛を感じない限り，注意深い食事介助(careful hand feeding)によって，本人の食べる喜びを支えること(comfort feeding)が重要である．

文　献

1) Palecek EJ, et al：Comfort-feeding only：A proposal to bring clarity to decision- making regarding difficulty with eating for person with advanced dementia. *J Am Geriatr Soc*, **58**(3)：580-584, 2010.
   Summary　終末期においては，本人の食べる喜びを第一とした支援のあり方として，コンフォート・フィーディング(comfort feeding)を提唱した論文．
2) 山脇正永：摂食嚥下運動の神経学的基盤. *Jpn J Rehabil Med*, **54**(9)：652-656, 2017.
3) 山田律子：認知症の人の食事支援BOOK─食べる力を発揮できる環境づくり，中央法規，2013.

病院と在宅をつなぐ

脳神経内科の摂食嚥下障害
―病態理解と専門職の視点―

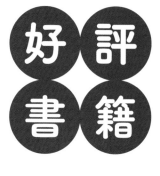

編著 野﨑 園子

関西労災病院 神経内科・リハビリテーション科 部長

2018年10月発行　B5判　156頁
定価 4,950円(本体 4,500円＋税)

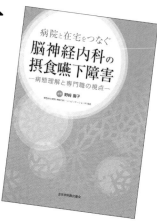

「疾患ごとのわかりやすい病態解説＋13の専門職の視点からの解説」
在宅医療における脳神経内科の患者の摂食嚥下障害への介入が丸わかり！さらに、Q&A
形式でより具体的な介入のコツとワザを解説しました。在宅医療に携わるすべての方に
お役立ていただける一冊です！

Contents

全日本病院出版会
www.zenniti.com
〒113-0033 東京都文京区本郷 3-16-4　Tel:03-5689-5989
Fax:03-5689-8030

FAX による注文・住所変更届け

改定：2015 年 1 月

　毎度ご購読いただきましてありがとうございます．
　読者の皆様方に小社の本をより確実にお届けさせていただくために，FAX でのご注文・住所変更届けを受けつけております．この機会に是非ご利用ください．

◇ご利用方法
　FAX 専用注文書・住所変更届けは，そのまま切り離して FAX 用紙としてご利用ください．また，注文の場合手続き終了後，ご購入商品と郵便振替用紙を同封してお送りいたします．**代金が 5,000 円をこえる場合，代金引換便とさせて頂きます．**その他，申し込み・変更届けの方法は電話，郵便はがきも同様です．

◇代金引換について
　本の代金が 5,000 円をこえる場合，代金引換とさせて頂きます．配達員が商品をお届けした際に，現金またはクレジットカード・デビットカードにて代金を配達員にお支払い下さい(本の代金＋消費税＋送料)．(※年間定期購読と同時に 5,000 円をこえるご注文を頂いた場合は代金引換とはなりません．郵便振替用紙を同封して発送いたします．代金後払いという形になります．送料は定期購読を含むご注文の場合は頂きません)

◇年間定期購読のお申し込みについて
　年間定期購読は，1 年分を前金で頂いておりますため，代金引換とはなりません．郵便振替用紙を本と同封または別送いたします．送料無料，また何月号からでもお申込み頂けます．
　毎年末，次年度定期購読のご案内をお送りいたしますので，定期購読更新のお手間が非常に少なく済みます．

◇住所変更届けについて
　年間購読をお申し込みされております方は，その期間中お届け先が変更します際，必ずご連絡下さいますようよろしくお願い致します．

◇取消，変更について
　取消，変更につきましては，お早めに FAX，お電話でお知らせ下さい．
　返品は，原則として受けつけておりませんが，返品の場合の郵送料はお客様負担とさせていただきます．その際は必ず小社へご連絡ください．

◇ご送本について
　ご送本につきましては，ご注文がありましてから約 1 週間前後とみていただきたいと思います．お急ぎの方は，ご注文の際にその旨をご記入ください．至急送らせていただきます．2～3 日でお手元に届くように手配いたします．

◇個人情報の利用目的
　お客様から収集させていただいた個人情報，ご注文情報は本サービスを提供する目的(本の発送，ご注文内容の確認，問い合わせに対しての回答等)以外には利用することはございません．

　その他，ご不明な点は小社までご連絡ください．

株式会社　全日本病院出版会　〒 113-0033 東京都文京区本郷 3-16-4-7 F
電話 03(5689)5989　FAX03(5689)8030　郵便振替口座 00160-9-58753

FAX 専用注文書

5,000 円以上代金引換

ご購入される書籍・雑誌名に○印と冊数をご記入ください

○	書　籍　名	定価	冊数
	明日の足診療シリーズ I 足の変性疾患・後天性変形の診かた **新刊**	¥9,350	
	運動器臨床解剖学—チーム秋田の「メゾ解剖学」基本講座—	¥5,940	
	ストレスチェック時代の睡眠・生活リズム改善実践マニュアル	¥3,630	
	超実践！がん患者に必要な口腔ケア	¥4,290	
	足関節ねんざ症候群—足くびのねんざを正しく理解する書—	¥5,500	
	読めばわかる！臨床不眠治療—睡眠専門医が伝授する不眠の知識—	¥3,300	
	骨折治療基本手技アトラス—押さえておきたい 10 のプロジェクト—	¥16,500	
	足育学　外来でみるフットケア・フットヘルスウェア	¥7,700	
	四季を楽しむビジュアル嚥下食レシピ	¥3,960	
	病院と在宅をつなぐ 脳神経内科の摂食嚥下障害—病態理解と専門職の視点—	¥4,950	
	カラーアトラス　爪の診療実践ガイド	¥7,920	
	睡眠からみた認知症診療ハンドブック—早期診断と多角的治療アプローチ—	¥3,850	
	肘実践講座　よくわかる野球肘　肘の内側部障害—病態と対応—	¥9,350	
	医療・看護・介護で役立つ嚥下治療エッセンスノート	¥3,630	
	こどものスポーツ外来—親もナットク！このケア・この説明—	¥7,040	
	野球ヒジ診療ハンドブック—肘の診断から治療，検診まで—	¥3,960	
	見逃さない！骨・軟部腫瘍外科画像アトラス	¥6,600	
	パフォーマンス UP！　運動連鎖から考える投球障害	¥4,290	
	医療・看護・介護のための睡眠検定ハンドブック	¥3,300	
	肘実践講座 よくわかる野球肘　離断性骨軟骨炎	¥8,250	
	これでわかる！スポーツ損傷超音波診断 肩・肘＋α	¥5,060	
	達人が教える外傷骨折治療	¥8,800	
	ここが聞きたい！スポーツ診療 Q & A	¥6,050	
	見開きナットク！フットケア実践 Q & A	¥6,050	
	高次脳機能を鍛える	¥3,080	
	最新　義肢装具ハンドブック	¥7,700	
	訪問で行う 摂食・嚥下リハビリテーションのチームアプローチ	¥4,180	

バックナンバー申込（※ 特集タイトルはバックナンバー 一覧をご参照ください）

❀メディカルリハビリテーション（No）

No＿＿＿　No＿＿＿　No＿＿＿　No＿＿＿　No＿＿＿

No＿＿＿　No＿＿＿　No＿＿＿　No＿＿＿　No＿＿＿

❀オルソペディクス（Vol/No）

Vol/No＿＿　Vol/No＿＿　Vol/No＿＿　Vol/No＿＿　Vol/No＿＿

年間定期購読申込

❀メディカルリハビリテーション	No.　　　　　　から

❀オルソペディクス	Vol.　　　No.　　　から

TEL：　（　　　）　　　　　　FAX：　（　　　）

ご 住 所	〒
フリガナ	
お 名 前	要捺印　　診療科目

FAX 03-5689-8030 全日本病院出版会行

年　　月　　日

住 所 変 更 届 け

お 名 前	フリガナ
お客様番号	毎回お送りしています封筒のお名前の右上に印字されております8ケタの番号をご記入下さい。
新お届け先	〒　　　　　都道 　　　　　府県
新電話番号	（　　　　　）
変更日付	年　　月　　日より　　　　月号より
旧お届け先	〒

※ 年間購読を注文されております雑誌・書籍名に✓を付けて下さい。
- ☐ Monthly Book Orthopaedics （月刊誌）
- ☐ Monthly Book Derma. （月刊誌）
- ☐ 整形外科最小侵襲手術ジャーナル （季刊誌）
- ☐ Monthly Book Medical Rehabilitation （月刊誌）
- ☐ Monthly Book ENTONI （月刊誌）
- ☐ PEPARS （月刊誌）
- ☐ Monthly Book OCULISTA （月刊誌）

FAX 03-5689-8030

全日本病院出版会行

Monthly Book Medical Rehabilitation
バックナンバー在庫

2021年　年間購読のご案内

年間購読料　40,150円（消費税込）

年間13冊発行

（通常号11冊・増大号1冊・増刊号1冊）

送料無料でお届けいたします！

各号の詳細は弊社ホームページでご覧いただけます.
☞www.zenniti.com/

※各号定価2,750円（本体価格2,500円＋税）（増刊・増大号を除く）

次号予告

脳卒中患者の社会復帰を支える

No. 260（2021 年 4 月号）

編集主幹：宮野佐年　医療法人財団健貢会総合東京病院
　　　　　　　　　　リハビリテーション科センター長
　　　　　水間正澄　医療法人社団輝生会理事長
　　　　　　　　　　昭和大学名誉教授

No.259　編集企画：
清水充子　埼玉県総合リハビリテーションセンター

Monthly Book Medical Rehabilitation　No.259

2021 年 3 月 15 日発行　（毎月 1 回 15 日発行）
　　定価は表紙に表示してあります.
Printed in Japan

発行者　　末 定 広 光
発行所　　株式会社　全日本病院出版会
〒 113-0033 東京都文京区本郷 3 丁目 16 番 4 号 7 階
　　　　　電話 (03) 5689-5989　Fax (03) 5689-8030
　　　　　郵便振替口座 00160-9-58753

© ZEN・NIHONBYOIN・SHUPPANKAI, 2021

印刷・製本　三報社印刷株式会社　　　　電話 (03) 3637-0005
広告取扱店　㈱日本医学広告社　　　　　電話 (03) 5226-2791